打开中医殿堂之门的一把金钥匙

尚玉峰 主编

《医学三字经》
实用辑要

甘肃科学技术出版社

图书在版编目(CIP)数据

《医学三字经》实用辑要 / 尚玉峰主编. -- 兰州：甘肃科学技术出版社，2015.10（2021.8重印）
ISBN 978-7-5424-2248-4

Ⅰ.①医… Ⅱ.①尚… Ⅲ.①中医学－临床医学 Ⅳ.①R24

中国版本图书馆CIP数据核字(2015)第233401号

《医学三字经》实用辑要
尚玉峰　主编

责任编辑	史文娟　韩　波
编　　辑	于佳丽
封面设计	蔡志文

出　　版　甘肃科学技术出版社
社　　址　兰州市读者大道568号　730030
网　　址　www.gskejipress.com
电　　话　0931-8125103(编辑部)　0931-8773237(发行部)
京东官方旗舰店　https://mall.jd.com/index-655807.html

发　　行　甘肃科学技术出版社　　印　刷　三河市华东印刷有限公司
开　　本　880毫米×1230毫米 1/32　印　张　10.5　插页 6　字　数 240千
版　　次　2016年3月第1版
印　　次　2021年8月第2次印刷
印　　数　1001~1750
书　　号　ISBN 978-7-5424-2248-4　定　价　68.00元

图书若有破损、缺页可随时与本社联系:0931-8773237
本书所有内容经作者同意授权，并许可使用
未经同意,不得以任何形式复制转载

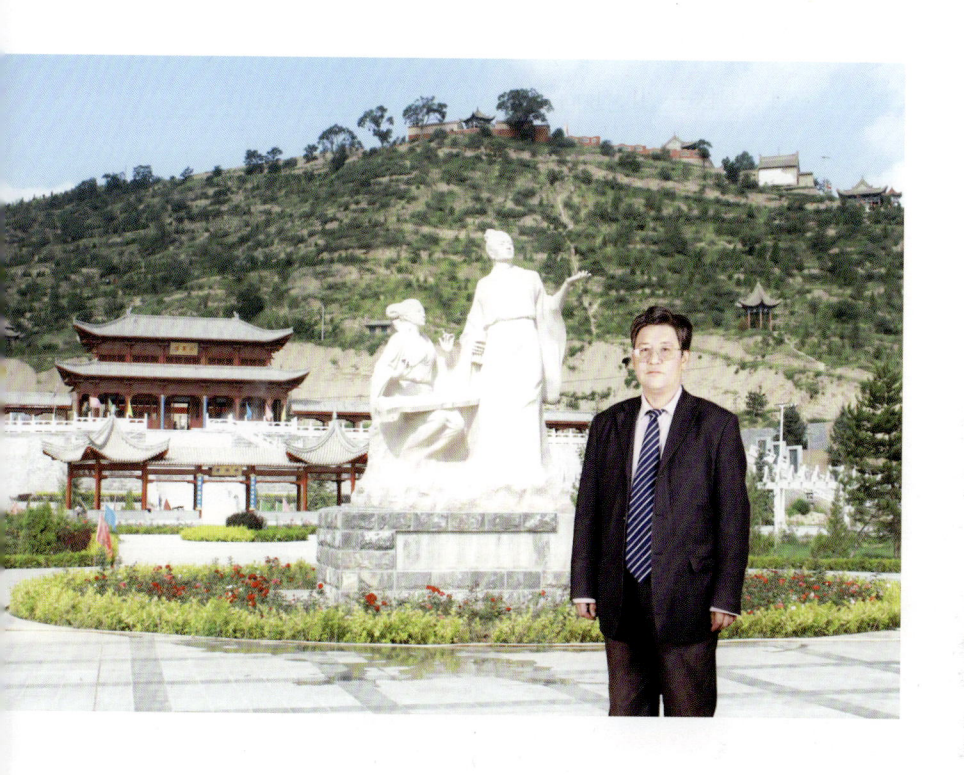

作者简介

尚玉峰，字轩洁，男，1965年3月出生于甘肃省通渭县李店乡崔河村尚家河社，中专文化程度，1986年7月参加工作，现在通渭县卫计局工作，编著《中医系统论治》一书。

医学三字经实用辑要

景晖题

景晖先生题写书名

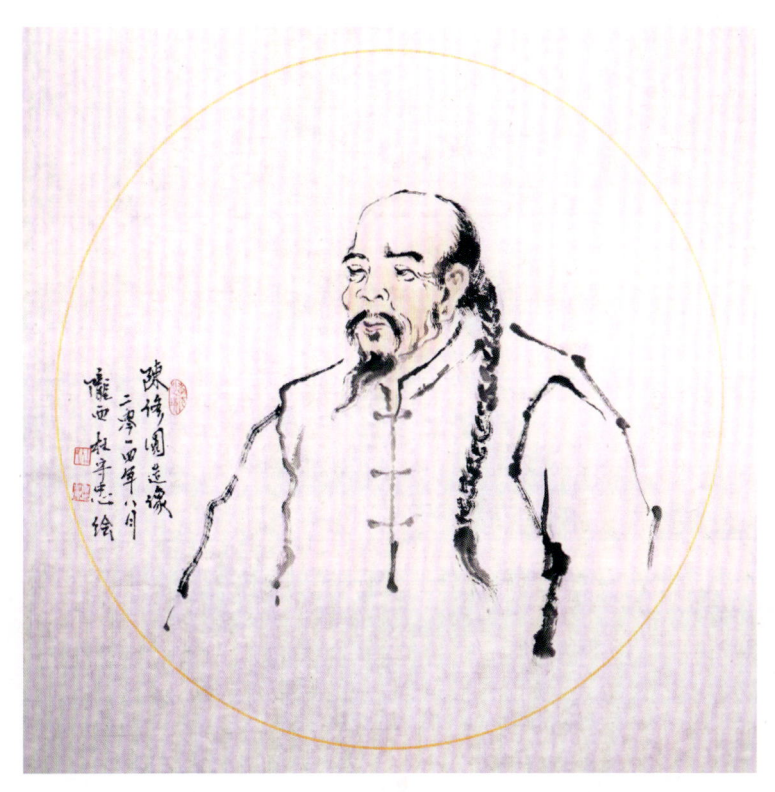

杜守忠先生绘

蒙以济世大德行事

纪念陈修园著医学三字经出版二百一十周年

甲午年正月初七日车念祖敬题

车念祖先生题写

醫學啟蒙三字經清源正本聖心明登堂捷徑修園指理法得來可順行

巫禎美題陳修園序詩

三晨叟李法宗書

李法宗先生书写

日出東海落西山愁也一天喜也一天
遇事不鑽牛角尖人也舒坦心也舒坦
每月領取養老錢多也喜歡少也喜歡
少葷多素日三餐粗也香甜細也香甜
新舊衣服不挑揀好也御寒賴也御寒
常與知己聊聊天古也談談今也談談
内孫外孫同樣看兒也心歡女也心歡
全家老少互慰勉貧也心安富也心安
早晚操勞勤鍛煉忙也樂觀閒也樂觀
心寬體健養天年不是神仙勝似神仙

祿趙朴初先生寬心謡
甲午年秋月 長江

善心對世界 恬淡兼虛無 清除貪嗔痴 德高性寬厚 經常愉著樂 切勿鑠過頭 氣是惹禍根 酒是穿腸毒 飲食宜清淡 飢飽須適度 排便要通暢 睡眠應充足 循經拍推按 氣血暢通達 心靜身常動 健康又長壽

北京中醫藥大學教授郝萬山健康語錄 甲午之秋 東亮

理尚岐伯理中推仲景
理理不盡法遵仲景
窮景法外求临泷無

校定经中医联 康煜書

诗一首

姜尚仪

2014年中秋节

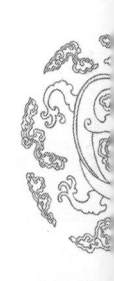

医界大家陈修园,
三字经文光熠然。
踵承仲师行医道,
研磨典籍出卓见。
慈心可与天地配,
仁术不赧岐黄颜。
自成一家堪景仰,
留得英名万古传。

编者自吟

2014 年 9 月 30 日

医学巨擘陈修园,

三字经著是指南。

言简意赅理缜密,

仲师奥义全真传。

拳拳服膺一善得,

推本溯源静中参。

铸古融今实用辑,

化作甘澍润万千。

序 一

但凡著书立言者，他们都是站在巨人的肩膀上汲取宝贵知识，潜心钻研，学以致用，温故知新，期望后人从中汲取经验，少走弯路。

陈修园之所以成为著名的医学家，就是博采众家之长，结合治病救人的经验，著影响较大的医书十六种，以正群言之失，以见古人之法。

陈修园所著《医学三字经》将中医知识通俗化，为后学者开启了登堂入室之门。其问世以来，广为流传。不少人以此为阶梯成为当代名医，许多不学医的人也作为保健常识习阅。

尚玉峰编辑的《〈医学三字经〉实用辑要》增补了医学史、病症、中成药使用、方剂应用举例，更有利于大众参阅。其诚可感，愿以此为序。

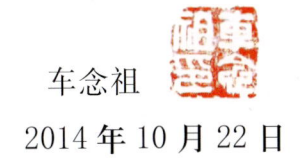

车念祖
2014 年 10 月 22 日

序 二

学习祖国医学怎样初入门径，而至登堂入室，而不致"入门错，而始终皆错。"这是古今初学中医者所追求选择的。

著名医家陈修园所著《医学三字经》医文并茂，深入浅出，返博为约，将义理深奥的中医理论，简化为通俗易懂的语言，既是入门之书，又是深入研究者的良师益友。

尚玉峰先生编写的《〈医学三字经〉实用辑要》，宗陈而不泥陈，通过引经据典，解析注释，陈述己见，适当删减校正了欠妥之处，丰富了原书内容。如该书《医学源流》篇中引用仲师"观其脉证，知犯何逆，随证治之"的辨证论治观点，倡导应将伤寒与温病辨证论治统合起来应用。将《伤寒瘟疫》更名为《伤寒温病》，瘟疫属温病的范畴，并将"六法备，汗为先；达原饮，昧其由；司命者，勿逐流"三句改为"寒温异，汗为先；银翘类，义同流；三宝者，达其由。"辨析了伤寒发汗、温病取汗的异同。并将银翘散、桑菊饮辛凉解表和安宫牛

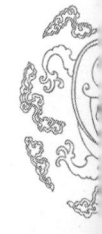

黄丸、紫雪丹、至宝丹凉开"三宝"方引用至三字经。对《中风》篇改动较大，使外风、内风，中脏腑、中经络，实证、虚证，闭证、脱证的眉目更加清晰。其余各篇内容变更不大，如《虚痨》篇中加了"肺津损，固金力；肝气郁，逍遥济；"《妇人科》篇中加了"治崩漏，固冲强；脾虚湿，完带汤。"根据脏腑经络关联又附加了一部分病证及其治疗，在《咳嗽》篇中加"失音"，《血症》篇中加"口疮"，《胀满》篇中加"黄疸"，《泄泻》篇中加"便秘"，《眩晕》篇中加"耳鸣耳聋"，《癫狂痫》篇中加"失眠郁证"，《疝气》篇中加"瘿瘤"。同时，穿插了中风预防、亚健康治疗、心绞痛急救、高血压征治疗，增加了中成药和常用方剂应用举例，为初学者打开了方便之门。

"梅花香自苦寒来，宝剑锋从磨砺出。"尚玉峰先生的成果是在他博览群书、投身实践、积厚薄发中取得的，更难可贵的是他对著名医家大作继承和发展的勇气。其精神可佳，由此感言为序。

2014 年 10 月 25 日

内 容 提 要

《医学三字经》是清代著名医家陈修园所著,是一部学习中医的启蒙书。全书采取歌诀形式写成,以三字为一句,简明扼要,便于诵读记忆。

《医学三字经》从医学史以至临床上所常见的一般病症的症状、诊断和治疗,都作了简要介绍。又将书中所提到的方药和煎法、服法,以及脏腑的生理,依据古代方书与经旨,一一作了说明。

本书基本保持《医学三字经》原貌,略删了过于尖刻的语气,增补了医学史、注解、病症及方剂等方面的新内容。

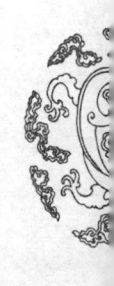

目 录

卷 一

医学源流第一 …………………………………………… 3
中风第二 ………………………………………………… 13
虚痨第三 ………………………………………………… 21
咳嗽第四(失音附) ……………………………………… 30
疟疾第五 ………………………………………………… 36
痢症第六 ………………………………………………… 41
心腹痛胸痹第七 ………………………………………… 46
隔食反胃第八 …………………………………………… 54
气喘第九 ………………………………………………… 59
血症第十(口疮附) ……………………………………… 63
水肿第十一 ……………………………………………… 69

卷 二

胀满蛊胀第十二(黄疸附) ……………………………… 77
暑症第十三 ……………………………………………… 85
泄泻第十四(便秘附) …………………………………… 90
眩晕第十五(耳鸣耳聋附) ……………………………… 95
呕哕吐第十六(呃逆附) ………………………………… 101

癫狂痫第十七(失眠郁证附) ········· 105
五淋癃闭赤白浊遗精第十八 ········· 112
疝气第十九(瘿瘤附) ················ 119
消渴第二十 ·························· 122
痰饮第二十一 ························ 126
伤寒温病第二十二 ···················· 131
妇人经产杂病第二十三 ·············· 139
小儿第二十四 ························ 155
附:敷药拔风害人说 ·················· 161

卷　三

中风方 ······························ 165
附:中风俗方杀人以示戒 ············ 174
虚痨方 ······························ 175
咳嗽(失音)诸方 ····················· 182
疟疾方 ······························ 190
痢症方 ······························ 193
心腹痛胸痹方 ························ 197
隔食反胃方 ·························· 207
气喘方 ······························ 211
血症(口疮)方 ······················· 216
水肿方 ······························ 222
胀满蛊胀(黄疸)方 ·················· 229
暑症方 ······························ 239
泄泻(便秘)方 ······················· 243

卷　四

眩晕(耳鸣耳聋)方 ………………………… 249

呕哕吐(呃逆)方 …………………………… 255

癫狂痫(失眠郁证)方 ……………………… 258

五淋癃闭赤白浊遗精方 …………………… 263

疝气(瘿瘤)方 ……………………………… 268

消渴方 ……………………………………… 270

痰饮方 ……………………………………… 272

伤寒温病方 ………………………………… 280

妇人科方 …………………………………… 290

小儿科方 …………………………………… 304

附录

阴阳 ……………………………………… 310

脏腑 ……………………………………… 312

经络 ……………………………………… 316

四诊 ……………………………………… 317

运气 ……………………………………… 320

参考资料 ………………………………… 321

后记 ……………………………………… 323

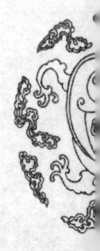

卷 一

医学源流第一

医之始　本岐黄

释义

黄，黄帝也；岐，岐伯也。君臣问答，以明经络、脏腑、运气、治疗之原，所以为医之祖。虽《神农本经》在黄帝之前，而神明用药之理，仍始于《内经》也。

灵枢作　素问详

释义

《灵枢》九卷、《素问》九卷，通谓之《内经》，《汉书·艺文志》载《黄帝内经十八篇》是也。医门此书，即业儒之五经也。

难经出　更洋洋

释义

洋洋，盛大也。《难经》八十一章，多阐发《内经》之旨，以补《内经》所未言，即间有与《内经》不合者，其时去古未远，别有考据也。秦越人，号扁鹊，战国人，著《难经》。

五十二　病名方

释义

马王堆出土的帛书《五十二病方》，约为春秋战国时期

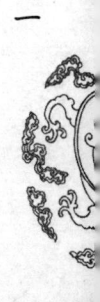

的医书,为我国已发现的最早临证医方专书,论述疾病52种,共载方283方,使用药物247种。

越汉季　有南阳

释义

张机,字仲景,居南阳,官长沙,东汉人也。著《伤寒杂病论》《金匮玉函经》。

六经辨　圣道彰

释义

《内经》详于针灸,至伊尹有汤液治病之法,扁鹊、仓公因之。仲师出而杂病伤寒专以方药为治,其方俱原本于神农、黄帝相传之经方,而集其大成。

伤寒著　金匮藏

释义

王肯堂谓《伤寒论》义理如神龙出没,首尾相顾,鳞甲森然。金匮玉函,示宝贵秘藏之意也。其方非南阳所自造,乃上古圣人所传之方,所谓经方是也。其药悉本于《神农本经》。非此方不能治此病,非此药不能成此方,所投必效,如桴鼓之相应。

垂方法　立津梁

释义

仲师,医中之圣人也。儒者不能舍至圣之书而求道,医者岂能外仲师之书以治疗。

李唐后　有千金

释义

唐代孙思邈,华原人,隐居太白山。著《千金方》《千金翼方》各三十卷。宋仁宗命高保衡、林亿校正,后列《禁经》二卷。今本分为九十三卷。较《金匮》虽有浮泛偏杂之处,而用意之奇,用药之巧,亦自成一家。

外台继　重医林

释义

唐代王焘著《外台秘要》四十卷,分一千一百四门,论宗巢氏,方多秘传,为医门之类书。

迨东垣　重脾胃

释义

金时李杲,字明之,号东垣老人。生于世宗大定二十年,金亡入元,十七年乃终,年七十二,旧本亦题元人。作《脾胃论》《辨惑论》《兰室秘藏》。后人附以诸家合刻,有《东垣十书》传世。惟以脾胃为重,故亦可取。

温燥行　升清气

释义

如补中益气及升阳散火之法,如苍术、白术、羌活、独活、木香、陈皮、葛根之类,最喜用之。

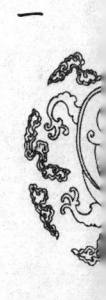

若河间　专主火

释义

金时刘完素,字守真,河间人。事迹俱详《金史·方技传》。主火之说,始自河间。深研《素问》病机十九条,独创性提出了六气为病多从火化的理论。

创立方　奇而妥

释义

如六一散、防风通圣散、双解散、凉膈散之类,皆奇而不离于正也。

丹溪出　补阴俦

释义

元代朱震亨,字彦修,号丹溪,金华人。其立方视诸家颇高一格。《丹溪心法》以补阴为主,谓阳常有余,阴常不足。诸家俱辨其非,以人得天地之气以生,有生之气,即是阳气,精血皆其化生也。

杂病法　四字求

释义

谓气、血、痰、郁是也。一切杂病,只以此四字求之。气用四君子汤,血用四物汤,痰用二陈汤,郁用越鞠丸。参差互用,各尽其妙。

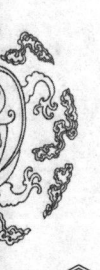

若子和　主攻破

释义

张子和(戴人)书中,所主多大黄、芒硝、牵牛、芫花、大戟、甘遂之类,意在驱邪。邪去则正安,不可畏攻而养病。

中病良　勿太过

释义

子和之法,实症自不可废,然亦宜中病而即止;若太过,则元气随邪气而俱散,挽无及矣。

四大家　声名噪

释义

刘河间、张子和、李东垣、朱丹溪为金、元四大家,《张氏医通》之考核不误。

必读书　错名号

释义

李士材《医宗必读》四大家论,以张为张仲景,误也。仲景为医中之圣,三子岂可与之并论。

明以后　广见良

释义

医书浩瀚,可以博览之,以广见识,知其所长,择而从之。

详而备　王肯堂

释义

金坛王宇泰,讳肯堂。著《证治准绳》,虽无所采择,亦医林之备考也。

薛氏按　须酌量

释义

明代薛己,号立斋,吴县人。著《薛氏医按》十六种,大抵以四君子、六君子、逍遥散、归脾汤、六八味丸主治。

士材说　守其常

释义

李中梓,号士材,国朝人也。著《医宗必读》、《士材三书》。虽曰浅率,却是守常,初学者所不废也。

景岳出　著新方

释义

明代张介宾,字会卿,号景岳,山阴人。著《类经》、《质疑录》,全书用八阵新方。

石顽续　温补乡

释义

张璐,字路玉,号石顽,国朝人。著《医通》,立论多本景岳,以温补为主。

献可论　合二张

释义

明代宁波赵献可,号养葵。著《医贯》。大旨重于命门,与张石顽、张景岳之法相同。

诊脉法　濒湖昂

释义

明代李时珍,字东璧,号濒湖。著《本草纲目》五十二卷,杂收诸说,卷末刻《脉学》颇佳,今医多宗之,堪称"中国古代的百科全书"。

惟韵伯　能宪章

释义

慈溪柯琴,字韵伯,国朝人。著《伤寒论注》、《论翼》,大有功于仲景,而《内经》之旨,赖之以彰。

徐尤著　本喻昌

释义

徐彬,号忠可;尤怡,号在泾。二公《金匮》之注,俱本喻嘉言。考嘉言名昌,江西南昌人。崇祯中以选举入都,卒无所就,遂专务于医,著《尚论篇》,主张太过,而《医门法律》颇能阐发《金匮》之要旨。

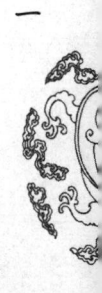

至青主　男女详

释义

傅山,字青主,明清之际阳曲人,精医药,长于妇、内科杂病,后人辑成《傅青主男科》、《傅青主女科》。

杂气说　又可创

释义

吴有性,字又可,清代江苏吴县人,著《温疫论》,提出杂气学说。

四温家　各有长

释义

叶桂,字天士,号香岩,清代江苏吴县人,提出卫气营血的辨证规律,著《温热论》。薛雪,字生白,清代江苏吴县人,著《湿热条辨》,善辨湿热证治。吴塘,字鞠通,清代江苏淮阴人,著《温病条辨》,确定三焦辨证,完善了温病辨证理论。王士雄,字孟英,清代浙江海宁人,著《温热经纬》等书,著述较丰,对湿热病贡献殊多。叶天士、薛生白、吴鞠通、王孟英为清代四大温病学家。

大作者　推钱塘

释义

张志聪,号隐庵;高世栻,号士宗。俱浙江钱塘人也。国朝康熙间,二公同时学医,与时不合,遂闭门著书,以为传道之计。所注《内经》《本草经》《伤寒论》《金匮》等书,各出手眼,以发前人所未发,为汉后第一书。今医畏其难,而不敢谈及。

医林错　勋臣匡

释义

王清任,字勋臣,清直隶玉田人(今河北人),著《医林改错》,纠正了古人关于脏腑记述的错误,创立了一些较佳的方剂。

中西融　锡纯强

释义

张寿甫,字锡纯,清末民初河北盐山县人,著《医学衷中参西录》,属中西医汇通派医家,堪称一代经方大师,倡导"师仲师之意,而为之变通",提出根据病机病情的变化,灵活化裁运用经方。

辨证法　是大纲

释义

辨证法是中医的大纲,贯穿于"理、法、方、药"全过程,纲举目张,正如仲师所说"观其脉证,知犯何逆,随证治之。"历经数千年,形成了以脏腑辨证为中心,六经辨证、卫气营血辨证、三焦辨证为经纬的四大辨证大法。当代名医程门雪认为伤寒是基础,温病是在伤寒的基础上的较大发展;卫气营血辨证是六经辨证的发展和补充;伤寒温病有可分也有不可分,是可以统一而统合应用。

汲精华　国医煌

释义

《伤寒论》六经辨证统领中医一千八百多年,卫气营血辨证、三焦辨证的发展是从合到分的过程。《伤寒指掌》、《通俗伤寒论》等著作,吸收了温病之法与方,而仍名之伤寒。陆九芝认为伤寒为热病之总名,柳宝诒认为伤寒温病须按六经辨证,时逸人认为伤寒与温病属同一性质之病证,融伤寒与温病为一体,这是从分到合的过程。广州中医学院邓铁涛教授认为六经辨证、卫气营血辨证、三焦辨证,从历史看、从病因看、从病机看、从辨证看、从实践看,应该统一。汲取几千年中医精华,融会贯通,取长补短,将伤寒与温病辨证统一起来,是继承和发展中医的有效途径。

取法上　得慈航

释义

取法乎上,仅得其中。中医取草木金石之精华,法天地自然之理数,调阴阳平衡来治病,使身心健康而多寿。

【编者按】《五十二病方》是1973年在马王堆出土的帛书,是一部重要的医学文献,今补录。陈修园是清代著名中医学家,学术上多宗《黄帝内经》、《神农本草经》、《伤寒论》、《金匮要略》等经典著作,重汉唐之前医学,学术上尊古薄后,对汉唐后医家颇有微词。为活跃学术争鸣、学术气氛,促进了中医学发展,适当删裁了部分内容,增补了陈修园以后的医史内容,读者对照原书一目了然。

中风第二

人百病　首中风

释义

《内经》云：风为百病之长也。昔医云：中脏多滞九窍，有唇缓、失音、耳聋、目瞀、鼻塞、便难之症；中腑多着四肢；中经则口眼㖞斜；中血脉则半身不遂。

骤然得　八方通

释义

中风病发病突然，变化较快，骤然昏倒，不省人事，或痰涌、掣搐、偏枯等症，又名卒中。八方者，谓东、西、南、北、东北、西北、东南、西南也。

闭与脱　大不同

释义

一般认为神志不清而病重者为中脏腑。中脏腑有闭症、脱症之辨，二症误认用药，则死生立决。风善行而数变，其所以变者，亦因人之脏腑寒热为转移。其人脏腑素有郁热，则风乘火势，火借风威，而风为热风矣。其人脏腑本属虚寒，则风水相遇，寒冰彻骨，而风为寒风矣。热风多见闭症，宜疏通开窍为先；寒风多见脱症，宜温补固摄为急。

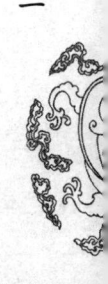

开邪闭　脏腑甬

释义

阳闭症:突然昏倒,面色红赤,口噤气粗,身热目开,直视或斜视,握拳,肢体偏瘫,苔黄,舌质黄,脉弦滑者,用牛黄清心丸或安宫牛黄丸,每次1粒,或至宝丹或紫雪丹,每次3克,一日2次,均用温开水化开灌服或鼻饲给药。阴闭症:突然昏倒,面白唇黯,静卧不烦,四肢不温,痰涎壅盛,苔白腻,脉沉滑缓者,用苏合香丸温开水化开灌服,每次1丸,一日2次。内有便溺之阻隔,神志清醒后,开其里,如三化汤是也;痰迷心窍,舌强不能言,开其壅滞之痰,如稀涎散、涤痰汤是也。

固气脱　参附功

释义

脱者宜固,参附汤固守肾气,术附汤固守脾气,芪附汤固守卫气,归附汤固守营气。先固其气,次治其风。脱症:神志昏糊,面色苍白,汗出肢冷,口开鼻鼾,气息低微,目合手撒,肢瘫,脉沉细者,用参附汤合生脉散加山茱萸龙骨牡蛎方固摄其气。成药:参附注射液,一次4毫升,一日3次,肌肉注射。生脉饮每服1支,一日3次,温开水灌服;或用参麦注射液,一次4毫升,一日2次,肌肉注射;或每次5~20毫升,一日1次,静脉滴注,可用于阳伤及阴,阴阳俱脱。三生饮30克加人参30克,则为标本并治之法。正虚邪盛,必遵此法。

中经络　标本弓

释义

一般认为无神志改变而病轻者为中经络,中经络应辨风、痰、瘀和脾气亏虚的不同。实证兼虚证者,宜标本兼顾,扶正祛邪。《古今录验》续命汤有散风药、温经药、清热药、补气药、养血药,若加通络药、开泄药,外可祛经络之风寒,内可泄经络之痰热,可治疗正虚邪实,寒热夹杂中风。小续命汤,温经通阳,扶正祛风,风症之雄师也,依六经见症加减治之,专主驱邪。

火痰瘀　驱邪亨

释义

刘河间举五志过极,动火而卒中,皆因热甚,故主乎火。大法:用防风通圣散之类,以疏风解表,清热泻下。成药防风通圣丸,每服6克,一日2次,温开水送服。朱丹溪以东南气温多湿,有病风者,非风也;由湿生痰,痰生热,热生风,故主乎湿。大法:以二陈汤加苍术、白术、竹沥、姜汁之类,以理气化痰,通络熄风。风痰入络证可服成药指迷茯苓丸,每服6克,一日2次,温开水送服;痰瘀阻络证可服成药中风回春胶囊,每服4~6粒,一日3次,温开水送服。

资中气　骨力逞

释义

喻嘉言加味六君子汤,加麦冬为君,附子为使,调入竹沥、生姜汁,以行经络之痰,久服自愈。李东垣以元气不足而邪凑之,令人卒倒如风状,故主乎气虚。大法:补中益气汤加减。成药补中益气丸,每服8粒,一日2次,温开水送服。王清任补阳还五汤,治中风后遗证属气虚血瘀证疗效显著。气虚血瘀可服成药大活络丸或人参再造丸,每服1丸,一日2次,开水化服。

外内因　互联系

释义

中者,自外而入于内也。非外来之风,则不可仍名为中,为类中风。外风与内风之间,可相互影响,外风可以引动内风,而内风可兼夹外风,这种错综复杂的证候,立法用方,应该分清主次,全面照顾。

若舍风　非其治

释义

既名中风,则不可舍风而别治也。资寿解语汤是外内风兼治的代表方。羌活、防风散外风,羚羊角、天麻熄内风,竹沥、生姜清化痰涎,酸枣仁宁心,甘草和中益脾,扶正祛邪,化痰熄风面面俱到。而附子、肉桂不仅引火归元温脾土,同时可以保复肾阳,振奋心阳,促使心、脾、肾之脉上络舌本,恢复功能,可为匠心独具也。此外羚羊角的用意也颇深奥,不仅与天麻配伍祛除内风,而且能舒筋散血,使舌之功能恢复,深为后世医家赞许。如人气血亏虚,复感风寒邪气,外风引动内风,导致中风者用侯氏黑散。

类中风　取法异

释义

类中风与中风治法不同。

法不当　风愈炽

释义

《内经》云：邪害空窍。《金匮》中有侯氏黑散、风引汤，驱风之中，兼填空窍。空窍满则内而旧邪不能容，外而新风不复入矣。喻嘉言曰：仲景取药积腹中不下，填窍以熄风。后人不知此义，每欲开窍以出其风。究竟窍空而风愈炽，长此安穷哉？三化汤、愈风汤、大秦艽汤皆出《机要方》中，云是通真子所撰，不知其姓名。然则无名下士，煽乱后人见闻，非所谓一盲引众盲耶。

瘖喎斜　昏仆地

释义

瘖者，不能言也。喎斜者，口眼不正也。昏仆地者，不省人事，猝倒于地，属于内风之本虚标实证。口开、目合，或上视、撒手、遗尿、鼾睡、汗出如油者，不治。

风热亢　宜平熄

释义

内风之本虚标实证宜平肝熄风，为治肝阳化风、热极生风之秘法。由五脏火热炽盛、血热上升引起的中风、瘫

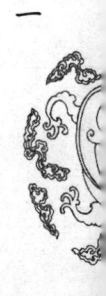

瘀、癫痫、小儿抽风所致的抽搐症，均可用风引汤，清热降火，重镇潜阳，熄风定惊。羚角钩藤汤、镇肝熄风汤，柔润熄风，兼填空窍，为平熄内风的代表方。

肢体麻 蠕足指

释义

眩晕震颤、肢体麻木、筋挛肉𥆧，手足蠕动，属虚风内动证，是由肾精肝血耗损，因虚而风动。

虚风动 当补益

释义

内风之虚证，应当补先天之肾、后天之脾，为治虚风内动之秘法。以六味地黄丸滋之，所以壮水之主，以制阳光也；以八味地黄丸引之，所谓从治之法，引火归源。补中益气丸甘温除热，治劳倦形气衰少，阴虚而生内热。天麻丸祛风通络，补益肝肾，治肢体拘挛，手足麻木，腰腿酸痛。地黄饮子质重性沉，以镇逆上之火，俾轻清薄荷以散风，治舌强不能言，足废不能行，神妙无比。参对以下中风预防。

【编者按】中风是以发病突然，变化较快，常猝然昏倒，不省人事，伴有口眼歪斜，半身不遂，语言不利，或仅有半身不遂，口眼歪斜，语言謇涩等表现的病证。多属于西医学脑出血、脑血栓形成、蛛网膜下腔出血、脑血管痉挛等疾病。

为区分外风、内风及弄清二者联系，笔者调整了该章原文结构。

眩晕为中风先期最易见、最多见之症,手指麻、臂麻、背麻、面麻、唇麻、舌尖麻一般是中风的先兆,不可忽视。对于中风,关键是要及早发现、及早预防、及早治疗。

一般情况,无论左手或右手,自觉一指发生麻木,可能五年之内中风;二指麻木,可能四年之内中风;三指麻木,可能三年之内中风;四指发生麻木,可能二年之内中风;五指麻木,可能一年之内中风。如上下肢体和手脚麻木,应在半年或一年之内中风;如半身手指和脚趾连肢体麻木,小便频数或淋漓,应在半年之内中风;加上头晕目眩,上重下轻,行动不稳,走路斜向一边,应在一星期或一月之内中风;再加唇舌麻木、语涩,应在几天之内中风。

如发现上述症状,要及时预防,简便预防方法:服大活络丸后,没有麻木等症状后,早晨服补中益气丸,中午服天麻丸,晚上服六味地黄丸。肢体酸麻,关节不灵活,遇风冷症状加重者,服黄芪桂枝五物汤,服二十余剂必效。

【方剂应用举例】加味六君子汤是治中风王道之剂,中风宜用加味六君子汤进行治疗和收功。方中麦冬育阴养血为君药,六君子汤益气健脾,和胃化痰为臣佐药;附子引火归源为使药。外风中经络,是因虚风而召风,其虚以气为主,以脾为主;内风也扰经络,因虚而风动,其虚以阴液为主,以肝肾为主。内外风相引相煽致病,为最普遍,当分轻重,内外协治。由经络而内入脏腑者危;留恋经络者易治,始终留恋不解者成痼疾(偏枯)。因虚而召风者,扶元为主,佐祛风、清热、化痰之药;由虚而风动者,育阴为主,而佐以化痰、熄风、清热、潜镇之品;中风后遗证者,补气为主,而佐以补血、活血、通络之品。

【组成】麦冬12克、人参9克、白术(炒)9克、茯苓9克、炙甘草6克、陈皮6克、半夏9克、附子3克。水煎服。

【加减】突然口眼㖞斜,半身不遂者,加竹沥15克、生姜汁6克,以行经络之痰;内闭兼外脱,如口开、眼合、撒手、遗尿、汗出、痰涎壅塞,神志不清者,再加羚羊角粉(冲服)0.6克、全蝎3克,以泄内风、祛外风、通经络。肝肾阴虚,肝风内动所致的头目眩晕、目胀耳鸣,心悸健忘,梦多失眠,甚则眩晕跌仆者,加熟地24克、山药12克、山茱萸12克、柏子仁12克、五味子9克、白芍12克、玄参12克、牛膝9克、地龙6克、代赭石(轧细)12克、龙骨(捣细)12克、牡蛎(捣细)12克、磁石(轧细)15克、生麦芽9克;语言不利者,加石菖蒲9克、郁金9克、路路通6克、远志6克;中风后遗证之半身不遂者,加黄芪30克、当归9克、肉苁蓉9克、枸杞9克、赤芍9克、丹参12克、川芎6克、地龙6克。

虚痨第三

虚痨病　从何起

释义

咳嗽、吐血、五心烦热、目花、耳鸣、口烂、鼻干、气急、食不知味、羸瘦、惊悸、梦遗、往来寒热、怠惰、嗜卧、疲倦、骨蒸、不寐、女子不月等症,皆成痨病。

七情伤　上损是

释义

扁鹊谓损其阳自上而下,一损肺、二损心、三损胃,过于胃则不可治。其说本于《内经》:二阳之病发心脾,有不得隐曲,为女子不月。按心脾上也,至不得隐曲,女子不月,则上极而下矣。

归脾汤　二阳旨

释义

即《内经》二阳之病发心脾之旨也。此方为养神法,六味丸为补精法,高鼓峰并用之。心脾两虚证服成药归脾丸,每次8粒,一日3次,温开水送服。脾胃虚弱,中气下陷或低血压者可服成药补中益气丸,每服8粒,一日3次,温开水送服。

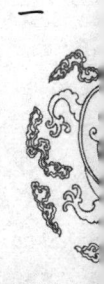

下损由　房帏迩

释义

扁鹊谓损其阴自下而上,一损肾、二损肝、三损脾,过于脾则不可治。其说本于《内经》:五脏主藏精也,不可伤,伤则失守而无气,无气则死矣。按精生于五脏而统司于肾,如色欲过度,则积伤而下损;至于失守无气,则下极而上矣。

伤元阳　亏肾水

释义

肾气,即元阳也。元阳伤,为困倦、食少、便溏、腰痛、阳痿等症。肾水,即元阴也。元阴亏,为蒸热、咳嗽、吐血、便血、遗精、喉痛、口疮、齿牙浮动等症。

肾水亏　六味拟

释义

六味地黄丸为补肾水之主方,景岳左归饮、左归丸亦妙。推之三才汤、八仙长寿丸、都气丸、天王补心丹,皆可因症互服。肾阴虚证服成药六味地黄丸,每次8粒,一日3次,温开水送服;或左归丸,每次9克,一日2次,温开水送服。心肾阴虚证服成药天王补心丹,每次9克,一日2次,温开水送服;肾虚喘嗽者服成药麦味地黄丸,每次9克,一日2次,温开水送服。咳嗽滑精者服成药七味都气丸,每次9克,一日2次,温开水送服。

元阳伤　八味使

释义

崔氏肾气丸,后人为八味地黄丸。立方之意,原为暖肾逐水,非补养元气。明代薛立斋及赵养葵始用以温补命火,时医遂奉为温补肾命之主方。景岳右归饮、右归丸皆本诸此。如火未大衰者,以还少丹代之;阳虚极者宜近效白术汤。肾阳虚证服成药八味地黄丸,每次8粒,一日3次,温开水送服;或右归丸,每次9克,一日3次,温开水送服。精血虚损者服成药还少丹,每次9克,一日2次,温开水送服。

各医书　伎止此

释义

苦寒败胃及辛热耗阴,固无论已。今之医辈,能悟出归脾、六味、八味之立法足矣!

肺津损　固金力

释义

百合固金汤,滋肺阴,补肾水,母子相补之品。阴虚肺热证可服成药百合固金丸,每服9克,一日2次,温开水送服。

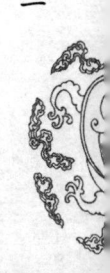

肝气郁　逍遥济

释义

凡肝郁脾虚或肝郁血虚诸证皆可使用逍遥散,尤多用于妇科。成药逍遥丸,每次8粒,一日3次,温开水送服。

甘药调　回生理

释义

扁鹊云:针药莫治者,调以甘药。仲景因之。喻嘉言曰:寿命之本,积精自刚;然精生于谷,谷入少则不能生血,血少则不能化精。《内经》云:精不足者,补之以味。味者,五谷之味也,补以味而节其劳,则积贮渐富,大命不倾也。

建中汤　金匮轨

释义

小建中汤及加黄芪、加人参、加当归、加白术等汤,皆急建其中气,俾饮食增而津液旺,以至充血生精,而复其真阴之不足。但用稼穑作甘之本味,而酸辛苦咸在所不用,盖舍此别无良法也。按炙甘草汤即此汤化为润剂,喻氏清燥汤即小建中汤化为凉剂。炙甘草汤用甘温甘润之品以扶阳补阴复脉,清燥救肺汤用甘凉滋润之品以清金滋水补胃。小建中颗粒,每服15克,一日3次,温开水送服。

薯蓣丸　风气弥

释义

《金匮》薯蓣丸。自注云：治虚劳诸不足，风气百疾。薯蓣丸，每次1丸，一日2次，温开水送服。

䗪虫丸　干血已

释义

《金匮》大黄䗪虫丸。自注云：治五劳诸伤，内有干血，肌肤甲错。大黄䗪虫丸，一次1~2丸，一日1~2次，温开水送服。

二神方　能起死

释义

尤在泾云：风气不去，则足以贼正气而生长不荣，以薯蓣丸为要方。干血不去，则足以留新血而灌溉不周，以大黄䗪虫丸为上剂。今之医辈，能梦见此二方否？凡气血两虚、脾肺不足所致之虚劳，胃脘痛，痹症，闭经、月经不调者服薯蓣丸。一切虚劳羸极之时，但见干血之象，便当先用通润之剂如大黄䗪虫者，润以濡其干，通以去其瘀，然后方用补虚之品。否则干血不去，新血不生。甲错如鳞甲之错，黯黑见于目圈，便知内有干血，可用大黄䗪虫丸。

【编者按】虚劳，又称虚损，是指多种慢性衰弱性疾病发展到严重阶段的总称。虚劳可涉及西医学中各个系统的疾病，包括营养代谢、神经、内分泌、血液、免疫性疾病、肿瘤以及其他慢性消耗性和功能减退性疾病。

"亚健康"是国际医学界20世纪90年代提出的新概念，又称"第三状态"、"次健康"，因其具有广泛的社会性和特有的时代性，被称为"21世纪病"。目前，健康人群占15%，患病人群占15%，亚健康人群占70%。"亚健康"一般指介于健康和疾病之间的一种生理功能低下和心理适应能力低下的一种状态。通俗地讲，"亚健康"是指在医院检查化验不出毛病，又自我感觉身体不舒服的情况。"亚健康"是一种动态的变化状态，有可能发展成为第二状态，即生病，也可通过治疗恢复到第一状态，即健康。"亚健康"是一种临界状态，处于亚健康状态的人，虽然没有明确的疾病，但却出现精神活力和适应能力的下降，如果这种状态不能得到及时纠正，非常容易引起心身疾病。处于亚健康状态的人，除了疲劳和不适，不会有生命危险。但如果碰到高度刺激，如熬夜、发脾气等应激状态下，很容易出现猝死，就是"过劳死"。对于亚健康患者的治疗不离本章内容，应丸汤结合，随证用药，以期康复。

丸者缓也，因病不能速去，用丸剂以缓舒。肝肾阴虚证，症见眩晕耳鸣，耳聋，目干涩畏光，视力模糊，须发早白，腰酸膝软，或两足痿弱，梦遗，尿血，或尿如脂膏，口干咽痛，颧红，手足心热，舌红少津，脉细数无力者服六味地黄丸或左归丸。脾肾阳虚证，症见面色㿠白，畏寒肢冷，腰脊酸痛，头痛耳鸣，足跟痛，阳痿，遗精，或全身浮肿，小便不利，尿多次频或不禁，或下利清谷，五更泄泻，舌淡胖润，脉沉微细者服八味地黄丸或右归丸。心肾不足，精血虚损，身体虚羸，目暗耳鸣者服还少丹。心肾不足，阴亏血少所致的

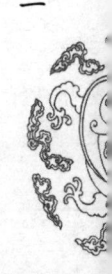

怔忡心悸，睡眠不安，精神衰疲，梦遗健忘，不耐思虑，大便干燥，虚热盗汗，五心发热，口舌生疮，舌红苔少，脉细而数者服天王补心丹。心脾两虚，气血不足，心悸怔忡，健忘失眠，多梦易惊，盗汗虚汗，神疲体倦，胃纳减少，面色萎黄，舌淡苔白，脉细弱以及脾不统血所致的妇女便血、崩漏，月经超前，量多色淡或淋漓不止等各种出血症者服归脾丸。脾胃气虚所致的身热有汗，渴喜热饮，头痛恶寒，气少懒言，四肢无力，舌嫩色淡，脉虽洪大，按之虚软；或气虚下陷（中气不足）所致的脱肛，子宫下垂，胃下垂，吐血，便血，久泻，久痢或久疟以及气虚引起的小便频急，崩漏等病症者服补中益气丸。低血压者服补中益气丸，用五味子、枳壳汤冲服效果明显。缓进型高血压者服归脾丸配逍遥丸，用山楂、罗布麻叶汤冲服效果较好。肺肾阴虚，虚火上炎，症见咽喉燥痛、咳嗽气短、痰中带血、口干、手足心热、舌红苔少、脉细数者服百合固金丸；肺肾两虚，气喘咳嗽者服七味都气丸；肺肾阴虚，气喘咳嗽，盗汗滑精者服麦味地黄丸。男女因肝郁脾虚所致郁闷不舒、胸胁胀痛、头晕目眩、食欲减退者服逍遥丸。脾胃虚寒，脘腹疼痛，喜温喜按，嘈杂吞酸，食少心悸及腹泻与便秘交替者服小建中颗粒。瘀血内停，腹部肿块，肌肤甲错，目眶黯黑，潮热羸瘦，经闭不行者服大黄䗪虫丸；归脾丸配逍遥丸可调经脉，治不孕症。阳虚证可服归脾丸或补中益气丸配八味地黄丸，阴虚证可服归脾丸或补中益气丸配六味地黄丸，同补后天和先天的不足。

　　汤者荡也，作用快而猛，去大病用之。炙甘草汤是小建中汤演变方,仍执中运四旁,扶阳济阴、化生气血的常用方剂;近效白术汤用白术、甘草、生姜、红枣暖中补气,附子暖肾益精,用之得当,浊阴尽除,效如桴鼓;三才汤由人参、天门冬、地黄三味组合,两复阴阳,而偏于复阴,随证灵活应用。

【方剂应用举例】小建中汤出自《伤寒论》,方中饴糖温中补虚,和里缓急;桂枝温补阳气;白芍滋养阴血;生姜、炙甘草、大枣温中补虚。桂枝合甘草辛甘化阳,白芍合甘草酸甘化阴,如是则中气四运,阴阳协调。是"甘温除热"之剂,对病后、产后及久病虚热,兼四肢倦怠,面色无华,心慌气短,劳累加重等属气血阴阳失调者,均可加减应用。

【组成】白芍18克、桂枝9克、炙甘草6克、生姜9克、大枣4枚、饴糖30克。水煎去滓,加入饴糖熔化,分3次温服。

【加减】中焦虚寒腹痛,贫血,兼表虚自汗,易感冒者,加黄芪30克;腹满者去大枣,加茯苓12克,气逆者加半夏9克;虚寒性胃脘疼痛,喜温喜按,得热得食则减,面色苍白者,加高良姜9克,疼甚者,加延胡索6克、川楝子6克、乌药6克;虚甚者,加黄芪15克、党参12克;吐酸者,加煅瓦楞子9克、煅牡蛎15克、黄连6克、吴茱萸3克;胃酸少者,加乌梅12克、五味子6克、百合12克;胁痛隐隐连及脘腹,喜温喜按,喜卧倦怠,大便溏泻,面色㿠白者,加柴胡6克、枳壳6克、香附6克、白术(炒)12克;妇女产后失血过多,或难产后体虚,兼见腹中疼痛,或少腹拘急,痛引腰背,自汗身疲,舌淡脉虚者,加当归12克、干地黄18克、阿胶

(烊化冲服)6克;阳虚自汗者,加黄芪15克、西洋参12克,盗汗者,加浮小麦30克、煅牡蛎15克;梦遗失精、衄血,每因劳而发,心悸气短,夜寐多梦,食少便溏,四肢困倦者,加龙骨9克、牡蛎9克;贫血日久,面色或肤色萎黄,面浮似肿,体倦乏力,气短懒言者,加阿胶(烊化冲服)9克、当归12克、黄芪15克、熟地12克;上眼睑下垂,晨起病轻,午后加重,精神困倦,食欲不振,症重者目不能转动,视一为二,苔薄白,舌有齿痕,脉虚无力者,加黄芪30克、升麻3克、桔梗4.5克、柴胡4.5克;紫癜色紫暗淡,多呈散在性出现,时起时消,反复发作,过劳加重,神情倦怠,心悸气短,头晕目眩,食欲不振,面色淡白或萎黄,舌淡苔白,脉弱者,加黄芪30克、当归12克、龙眼肉15克、仙鹤草15克、血余炭9克。

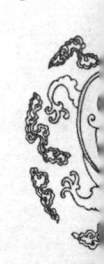

咳嗽第四（失音附）

气上呛　咳嗽生

释义

《内经》云：五脏六腑皆令人咳，不独肺也。然肺为气之市，诸气上逆于肺，则呛而咳。是咳嗽不止于肺而亦不离于肺也。

肺最重　胃非轻

释义

《内经》虽分五脏诸咳，而所尤重者，在聚于胃关于肺六字。盖胃中水谷之气，不能如雾上蒸于肺，而转溉诸脏，只是留积于胃中，随热气而化为痰，随寒气而化为饮。胃中既为痰饮所滞，则输肺之气亦必不清，而为诸咳之患矣。

肺如钟　撞则鸣

释义

肺为脏腑之华盖，呼之则虚，吸之则满。只受得本然之正气，受不得外来之客气。客气干之，则呛而咳矣。亦只受得脏腑之清气，受不得脏腑之病气。病气干之，亦呛而咳矣。肺体属金，譬若钟然，一外一内，皆所以撞之使鸣也。

风寒入　外撞鸣

释义

经云:微寒微咳。可见咳嗽多因于风寒也。风从皮毛而入于肺,寒从背俞而入于肺,皆主乎外也。后注虽言热、言湿、言燥,令不自行,亦必假风寒以为之帅也。

痨损积　内撞鸣

释义

痨伤、咳嗽,主乎内也。二者不治,至于咳嗽失音,是金破不鸣矣。

谁治外　六安行

释义

六安煎虽无深义,却亦平稳。然外感诸咳,当辨风热、风燥二症。如冬时先伤非节之暖,复加风寒外遏,以致咳嗽、痰结、咽肿、身重、自汗、脉浮者,风热也,宜葳蕤汤辛润之剂,切勿辛热发散。因秋感温燥之气,伤于肺卫,其病轻浅,故身热不甚;燥气伤肺,耗津灼液,肺失清肃,故口渴、咽干鼻燥、干咳无痰,或痰少而黏。此证虽似于风热表证,但因温燥为患,肺津已伤,桑杏汤外以清宣燥热,内以润肺止咳。而风燥一症,辨治尤难。盖燥为秋气,令不独行,必假风寒之威,而令乃振,咳乃发也。《内经》只言秋伤于湿,何也?以长夏受湿土郁蒸之气,随秋令收敛,伏于肺胃之间,直待秋深燥令大行,与湿不能兼容,至冬而为咳嗽也。此症

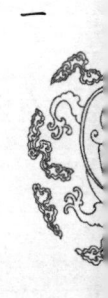

有肺燥、胃湿两难分解之势，唯《千金》麦门冬汤、五味子汤独得其秘，后人以敛散不分，燥润杂出弃之，昧之甚也。痰湿证可服成药杏苏二陈丸，每次6克，一日3次，温开水送服；或橘红痰咳液，每次1支，一日2~3次。痰热证可服成药止咳化痰丸，每次6克，一日2次，温开水送服；或蛇胆川贝液，每次1支，一日2~3次，温开水送服。阴虚肺燥证可服成药梨膏或强力枇杷露，每次1匙，一日2次，开水冲服；或莱阳梨止咳颗粒，每次8克，一日3次，开水冲服。风寒证可服成药三拗片，每次2片，一日3次；或杏苏二陈丸，每次6克，一日3次，温开水送服。风热证可服成药桑菊感冒片或银翘解毒片，每次服4片，一日3次，温开水送服；或麻杏止咳糖浆或强力枇杷露，每次15毫升，一日3次，开水送服；或罗汉果玉竹冲剂，每次1包，一日3次，开水冲服。

谁治内　虚痨程

释义

宜于《虚痨门》择其对症之方。审是房痨伤精，则补精；审是思郁伤脾，则养神。

挟水气　小龙平

释义

柯韵伯治咳嗽，不论冬夏，不拘浅深，但是寒嗽，俱用小青龙汤多效。方中祛风散寒，解肌逐水，利肺暖肾，除痰定喘，攘外安内，各尽其妙。盖以肺家沉寒痼冷，非麻黄大将不能捣其巢穴,群药安能奏效哉。外感风寒内停水饮证服成药小青龙颗粒,每服6克,一日3次,开水冲服。

兼郁火　小柴清

释义

寒热往来咳嗽者,宜去人参、大枣、生姜,加干姜、五味治之。成药小柴胡颗粒,每次2包,一日3次,开水送服。

姜细味　一齐烹

释义

《金匮》治痰饮咳嗽,不外小青龙汤加减。方中诸味,皆可去取,唯细辛、干姜、五味不肯轻去。即面热如醉,加大黄以清胃热,及加石膏、杏仁之类,总不去此三味,学人不可不深思其故也。徐忠可《金匮辨注》有论。

长沙法　细而精

释义

《金匮》痰饮咳嗽治法,宜熟读之。

肺失肃　致失音

释义

失音是指语声嘶哑,甚则不能发音的病证。暴失音者,多因外邪壅遏肺气所致,其病属实;久失音者,多因肺肾气阴两虚,声道燥涩或鼓动无力所致。西医学中的急、慢性喉炎、喉头结核、声带创伤、息肉或癔症等可出现失音。风寒

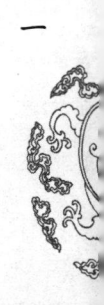

证可服成药健民咽喉片,每次2~4片,每隔1小时1次,含化。痰热证可服成药咽喉消炎丸或牛黄消炎丸,每次10粒,一日3次;也可选用六神丸或六应丸,每次10粒,一日2次,均用温开水送服;或西瓜霜润喉片或草珊瑚含片,一次2片,每隔1~2小时1次,含化。肺燥津伤证可服成药生脉饮,每次10毫升,一日3次,温开水送服;或西瓜霜润喉片,一次2片,每隔1~2小时1次,含化。肺肾阴虚证可服成药黄氏响声丸,每次20粒,一日3次,温开水送服;或六味地黄丸,每次8粒,一日3次,温开水送服;或参梅含片,一次1~2片,一日5~6次,含化。

【编者按】咳嗽有外感、内伤之分。咳嗽多见于西医学的上呼吸道感染,急、慢性支气管炎,支气管扩张、肺部炎症、肺结核等以咳嗽为主症的疾病。

本章附加失音,陈修园说:"咳嗽不止于肺而亦不离于肺也",也可以说失音不止于肺而亦不离于肺。

【方剂应用举例】小青龙汤方出《伤寒论》,以麻黄、桂枝为君,共散风寒,平喘降逆;干姜、细辛为臣药,温肺化饮,半夏降逆化痰,白芍、五味子补阴之不足,共为佐药,甘草为使,调和药性,补气建中。小青龙汤是"甘温除热"的一类方剂,仅八味药,稍作加减,可治疗咳嗽、哮喘、浮肿、关节炎等多种疾病,而且疗效显著。

【组成】麻黄(蜜炙)6克、桂枝6克、白芍9克、细辛3克、干姜3克、半夏6克、五味子4.5克、甘草(炙)4.5克。水煎,分2次温服。

【加减】风寒较甚者,加荆芥9克、防风9克、苏叶9

克;风寒喘甚者,加射干6克、杏仁6克;寒饮久郁者,加杏仁6克、白芥子(炒)3克;痰湿内甚者,加贝母9克、南星3克、薏苡仁15克;痰热内甚者,加石膏9~30克、知母9克、黄芩9克、大青叶9克、瓜蒌9克、竹茹9克;胸中气结甚者,加桑白皮9克、桔梗9克、枳壳9克;热痰久郁者,去桂枝,加地龙6克、瓜蒌9克、枳壳9克、蝉蜕9克;火热乘肺,咳唾有血者,去桂枝,干姜易生姜,炙甘草易甘草,加麦门冬15克、白茅根9克、薏苡仁15克、玄参9克、牛蒡子(炒捣)9克、桔梗6克、三七粉(冲服)3克;饮邪夹热,痰声辘辘,烦躁而喘者,去桂枝、白芍、炙甘草,加石膏15~30克、厚朴9克、杏仁6克、小麦15克;便秘者,加大黄(后下)9克、桃仁9克;肝气犯肺,两胁作痛者,加柴胡(醋炒)6克、枳壳6克、香附(姜汁炒)6克、川楝子3克;脾肺气虚,痰湿壅盛者,加党参9克、白术9克、茯苓12克、陈皮6克;咳则遗尿者,加山药12克、山茱萸15克、补骨脂(炒捣)9克。

疟疾第五

疟为病　属少阳

释义

少阳为半表半里,邪居其界。入与阴争则寒,出与阳争则热。争则病作,息则病止,止后其邪仍据于少阳之经。

寒与热　若回翔

释义

寒热必应期而至。

日一发　亦无伤

释义

邪浅则一日一作,邪深则二日一作。

三日作　势猖狂

释义

疟三日一作,时医名三阴疟,流连难愈。

治之法　小柴方

释义

以小柴胡汤为主。初起,俗忌人参,姑从俗而去之,加青皮3克。正疟可服成药小柴胡颗粒,每次2包,一日3次,开水送服;或青蒿素片,每次0.5克,一日2次,温开水送服。

热偏盛　加清凉

释义

小柴胡汤加知母、花粉、石膏、黄连之类,随宜择用。先热后寒者用青蒿鳖甲汤育阴透邪。疫疟若抽搐动风,可服成药紫雪丹,每次1.5克,一日2次,若神昏可加服成药至宝丹,每次1.5克,温开水灌服。

寒偏重　加桂姜

释义

加干姜、桂枝,甚者加附子、肉桂。

邪气盛　去参良

释义

身热者,小柴胡汤去人参加桂枝3克。服后食热粥,温覆取微汗。

常山入　力倍强

释义

小柴胡汤加常山6~9克。俗云:邪未净不可用常山以截之。不知常山非截邪之品,乃驱邪外出之品。仲景用其苗,名曰蜀漆。

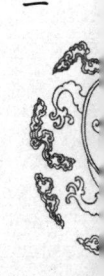

大虚者　独参汤

释义

虚人久疟不愈，以人参30克、生姜15克，水煎，五更服极效。贫者，以白术30克代之，热多者以当归代之。久疟可服成药黄芪精口服药，每次1支，一日2次。胁下疟母者，可配服成药鳖甲煎丸或大黄䗪虫丸，每次1丸，一日2次，温开水送服。

单寒牝　理中匡

释义

单寒无热名曰牝疟，宜附子理中汤加柴胡治之。

单热瘅　白虎详

释义

单热无寒名曰瘅疟；或先热后寒名曰热疟，俱宜以白虎汤加桂枝治之。时医以六味汤加柴胡、芍药治之。

法外法　辨微茫

释义

以上皆前医之成法。更法外有法，不可不辨而治之。

消阴翳　制阳光

释义

热之不热，是无火也；益火之源，以消阴翳。寒之不寒，是无水也；壮水之主，以制阳光。

太仆注　慎勿忘

释义

王太仆消阴制阳等注，千古不刊之论。赵养葵遵之，以八味丸益火之源，六味丸壮水之主，久疟多以此法收功。肾阳虚证服成药八味地黄丸，每次8粒，一日3次，温开水送服。肾阴虚证服成药六味地黄丸，每次8粒，一日3次，温开水送服。

【编者按】疟疾临床以寒战高热、交替发作为主要特征，与西医学中的疟疾基本相同，但也涉及诸如回归热、黑热病、病毒性感染以及血液系统部分类似临床表现的疾病。

【方剂应用举例】小柴胡汤出自《伤寒论》，半夏泻心汤是小柴胡汤去柴胡加黄连，生姜易干姜而成；李东垣的补中益气汤和王清任的血府逐瘀汤等许多名方是小柴胡汤的演变和发展。小柴胡汤通利三焦，健脾调肝，调和荣卫，加减得宜，左适右宜，为和解之祖方。适宜少阳病证，邪在少阳之枢，症见往来寒热，胸胁苦满，默默不欲饮食，心烦喜呕，口苦，咽干，目眩，舌苔薄白或微黄，脉弦者；或妇人经期外感，热入血室；产后发热，寒热发作有时；或疟疾，黄疸等内伤杂病而见少阳病证者。方中柴胡清透少阳经之邪热，从外而解为君；黄芩清泄少阳胆腑之郁热为臣；党参、甘草益气扶正，半夏降逆和中为佐；生姜助半夏和胃，大枣助参、草益气，姜、枣合用，又可调和营卫为使。诸药合用,共奏和解少阳,补中扶正,和胃降逆之功。

【组成】柴胡12克、黄芩9克、党参9克、炙甘草6克、半夏9克、生姜9克、大枣(擘)4枚。水二钟,煎一钟,去滓,再煎八分,分3次温服。

【加减】若胸中烦而不呕,去半夏、党参,加瓜蒌1枚;若渴,去半夏,党参加至13.5克,瓜蒌根12克;若腹中痛者,去黄芩,加芍药9克;若胁下痞硬,去大枣,加牡蛎12克;若心下悸,小便不利者,去黄芩,加茯苓12克;若不渴,外有微热者,去党参,加桂枝9克,温覆微汗愈;若咳者,去党参、大枣、生姜,加五味子6克、干姜6克。

若挟风寒者,加防风12克、羌活12克;挟风热者,加金银花12克、连翘9克;热重者,加石膏9~30克、知母9克;如里实热者,去党参、炙甘草,生姜加至15克,加大黄6克、白芍9克、枳实9克;如肢节烦疼,可与桂枝汤各半服;善怒、眩晕、胁痛者,去党参、黄芩、大枣,加桂枝9克、茯苓12克、生牡蛎12克;胁满痛引少腹,目赤痛,眦疡,耳无所闻者,去党参、黄芩、大枣、生姜、半夏,加桂枝9克、瓜蒌9克、白芍9克、干姜6克、五味子6克、生牡蛎12克;如兼中满湿浊,可合平胃散;如兼胆胃痰热,可合温胆汤;如兼痰浊阻肺,可合二陈汤;如气虚者,可合玉屏风散;如血虚者,可合四物汤。

疟疾加常山(酒炒)6克、酒曲9克。热甚者,加石膏15~30克、知母9克;寒甚者,加草果4.5~6克;久疟者,加鳖甲(醋炙)9克。

痢症第六

湿热伤　赤白痢

释义

王损庵论痢,专主湿热。其症里急后重,腹痛欲便不便,脓血秽浊,或白或赤,或赤白相半。

热胜湿　赤痢渍

释义

胃为多气多血之海。热,阳邪也。热胜于湿,则伤胃之血分而为赤痢。

湿胜热　白痢坠

释义

湿,阴邪也。湿胜于热,则伤胃之气分而为白痢。赤白相半,则为气血两伤。

调行箴　须切记

释义

行血,则脓血自愈。调气,则后重自除。此四句为治初痢之格言,须切记之。

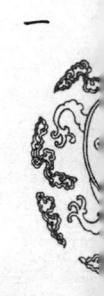

芍药汤　热盛饵

释义

芍药汤调气行血,为初痢之总方,宜于热症。湿热痢夹有食滞者可服成药木香槟榔丸,每服6克,一日2次,温开水送服。湿热痢,里急后重,痢下赤白者可服成药香连丸,每服3~6克,一日2~3次,温开水送服。阴虚痢,低热口干,形瘦乏力者可服成药乌梅丸,每服6克,一日2次,温开水送服。

平胃加　寒湿试

释义

寒湿泻痢初起者,以平胃散加干姜、泽泻、猪苓、木香治之。久而不愈,送下香连丸。寒湿痢可服成药平胃片,每服6片,一日2次,饭前温开水送服。虚寒痢可服成药附子理中丸,每服6克,一日2次,温开水送服;若伴有脾虚气陷者,可配服补中益气丸,每服8粒,一日3次,温开水送服。休息痢,时发时止,可服成药参苓白术散或香砂六君子丸,每服6克,一日3次,温开水送服。肝脾不和,泻痢腹痛者可服成药固肠止泻丸,每服5克,一日3次,温开水送服。

热不休　死不治

释义

方书云:痢症发热,不休者,不治。疫毒痢,高热口渴,神昏谵语者可服成药神犀丹1粒，四肢抽搐加服紫雪丹3克，均用温开水送服。噤口痢，呕恶不止，汤药不受者可先用成药玉枢丹0.06克，置舌下含化，再服药。

痢门方　皆所忌

释义

凡痢症初起即发热，非肌表有邪，即经络不和，温散而调营卫，外邪一解，痢亦松去。若概以为热，开手即用痢门套方，多有陷入变剧者。

桂葛投　鼓邪出

释义

时医有发汗之戒，以其无外证而妄汗之也。若头痛、发热、恶寒，有汗宜用桂枝汤法，无汗宜用葛根汤法，鼓邪外出，然后治其痢。

外疏通　内畅遂

释义

此二句是解所以发汗之故也。张飞畴云：当归四逆汤治痢有极效。若发热而呕者，小柴胡汤、葛根黄连黄芩甘草汤。口渴下重者，白头翁汤如神。小柴胡颗粒，每次2包，一日3次，温开水送服。葛根芩连片，每次2~3片，一日3次，温开水送服。

嘉言书　独得秘

释义

喻嘉言《医门法律》中，议论甚见透彻。

寓意存　补金匮

释义

喻嘉言《寓意草》中，如麻黄附子细辛汤及人参败毒散等案，却能补《金匮》所未及。

【编者按】痢疾是指以腹痛，里急后重，泻下赤白黏冻、脓血为临床特征的病证，与西医学的细菌性痢疾和阿米巴痢疾基本一致，但也可涉及血吸虫病，局限性肠炎（克隆病）、慢性溃疡性结肠炎等疾病。

【方剂应用举例】

1. 加味枳实芍药散（自拟方），方中芍药和营柔肝，缓中止痛，防止枳实攻伐太过，而又引气分药达血分为君药；枳实行气散结，炒黑可入血分，行血分之气，气为血帅，气行血行为臣药；仙鹤草止血补虚，桔梗排脓下浊，薤白泄大肠滞气，炒麦芽消食化积，共为佐使药。诸药合用，共奏行血调气，缓急止痛，下浊排脓之功效。

（1）组成　白芍12克、枳实（炒微黑）9克、炒麦芽6克、薤白6克、仙鹤草15克、桔梗6克。水煎服，分2次温服。

（2）加减　湿热下痢，纯下脓血，腹痛，里急后重者，加白头翁6克、秦皮9克、黄连9克、黄柏9克、当归6克；赤

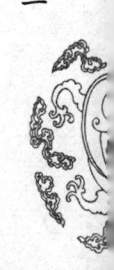

痢偏多者,加生地15克、丹皮9克、大黄6克;恶寒发热,表邪未解,里热又盛者,加葛根9克、荆芥9克、连翘6克、金银花12克;下痢热退而舌干燥,不欲饮食,食也难下者,加西洋参9克、麦门冬15克、石斛9克、石菖蒲9克;寒湿下痢,形寒便清,舌白口淡,肛门时出冷气者,加苍术6克、厚朴6克、陈皮6克、生姜6克、炙甘草3克;久痢脾气下陷,脘腹坠胀者,加黄芪15克、党参12克、炙甘草6克、升麻6克、柴胡6克。

2. 黄连阿胶汤加甘草方,方中白芍养阴生津,为君药;阿胶补血止血,鸡子黄养血安神,共为臣药;黄连、黄芩直折心火,清热解毒燥湿,共为佐药;甘草为使,与白芍相伍酸甘化阴,缓急止痛,调和诸药。适宜久痢伤阴,兼有心烦、不眠、腹痛、目赤、便脓血、舌干口渴、舌红少苔、脉细数等症。

(1)组成 白芍12克、阿胶9克、鸡子黄2枚、黄连6克、黄芩6克、甘草6克。水两杯半,先煎白芍、黄连、黄芩、甘草,煎取一杯半,去滓,阿胶烊化放入,稍冷,再加入鸡子黄,搅匀服用,分3次温服。

(2)加减 便血多者,加仙鹤草15克、马齿苋15克;气虚下陷,小腹下坠者,加党参9克、白术9克、黄芪9克、葛根12克;腹胀纳差者,加焦山楂9克、木香(后下)3克。

心腹痛胸痹第七

心胃疼　有九种

释义

真心痛不治。今所云心痛者,皆心包络及胃脘痛也。共有九种,宜细辨之。

辨虚实　明轻重

释义

虚者喜按,得食则止,脉无力。实者拒按,得食愈痛,脉有力。二症各有轻重。

痛不通　气血壅

释义

痛则不通,气血壅滞也。

通不痛　调和奉

释义

通则不痛,气血调和也。高士宗云:通之之法,各有不同。调气以和血,调血以和气,通也。上逆者使之下行,中结者使之旁达,亦通也。虚者助之使通,寒者温之使通,无非通之之法也。若必以下泄为通,则妄矣。

一 虫痛　乌梅丸

释义

虫痛,时痛时止,唇舌上有白花点,得食愈痛。虫为厥阴风木之化,宜乌梅丸。虫痛服乌梅丸,每服6克,一日2次,温开水送服;或化虫丸,每服6克,睡前服,温开水送服。

二 注痛　苏合研

释义

入山林古庙及见非常之物,脉乍大乍小,两手若出两人,宜苏合丸,研而灌之。注痛服苏合香丸,每次1粒,痛发时服,用温开水送服。也宜平胃散6克、加藿香3克、木香3克,调麝香0.2克服,以香者天地之正气也,正能胜邪。

三 气痛　香苏专

释义

因大怒及七情之气作痛,宜香苏饮加元胡索6克,七气汤亦妙。又方,用百合30克、乌药9克,水煎服。气痛可服成药逍遥丸或四制香附丸,每服6克,一日2次,温开水送服;或气滞胃痛冲剂,每服1包,一日3次,开水冲服;或胃苏颗粒,每服1包,一日3次,开水冲服;或理气和胃口服液,每服10毫升,一日3次。

四血痛　失笑先

释义

瘀血作痛,痛如刀割,或有积块,脉涩,大便黑,宜桃仁承气汤、失笑散。血痛可服成药失笑散,每服9克,一日2次,醋汤送服。正虚瘀积证可服成药鳖甲煎丸,每服1丸,一日2次,温开水送服。瘀血内结证可服成药大黄䗪虫丸,每服1丸,一日2次,温开水送服。脾虚血瘀证可服成药健胃消火冲剂,每服20克,一日3次,饭前开水送服。

五悸痛　妙香诠

释义

悸痛,即虚痛也。痛有作止,喜按,得食稍止,脉虚弱,宜妙香散或理中汤加肉桂、木香主之,或归脾丸加石菖蒲3克,或当归补血汤加肉桂4.5克。悸痛可服成附子理中丸,每服6克,一日2次,温开水送服;或虚寒胃痛冲剂,每服1包,一日3次,开水送服。

六食痛　平胃煎

释义

食积而痛,嗳腐吞酸,其痛有一条扛起者,宜平胃散,加山楂、谷芽主之。伤酒,再加葛根9克、砂仁3克。然新伤吐之、久伤下之为正法。食痛轻症可服成药保和丸,每服6克,一日3次,温开水送服。食痛泻下不爽者可服成药木香槟榔丸,每服6克,一日2次,温开水送服。

七饮痛　二陈咽

释义

停饮作痛,时吐清水,或胁下有水声,宜二陈汤加白术、泽泻主之。饮痛可服成药温胃舒冲剂,每服1~2包,一日2次,开水送服。甚者,十枣汤之类亦可暂服。十枣丸,每服3克,一日1~2次,温开水送服。

八冷痛　理中全

释义

冷痛:身凉、脉细、口中和。宜理中汤加附子、肉桂主之。兼呕者,吴茱萸汤主之。冷痛可服成药良附丸,每服6克,一日2次,温开水送服;或姜冲剂或姜枣祛寒冲剂,每服1包,一日2~3次,开水送服。

九热痛　金铃痊

释义

热痛:身热、脉数、口中热。宜金铃子、元胡索各60克,研末,黄酒送下6克。名金铃子散,甚效。如热甚者,用黄连、栀子之类,入生姜汁治之。热痛可服成药左金丸,每次1.5克,一日2次,温开水送服;或三九胃泰冲剂,每服1包,一日2~3次,开水送服。热郁胸膈,胸满结痛者,栀子鼓汤治之。

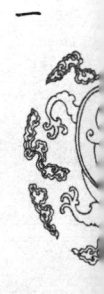

腹中痛　照诸篇

释义

脐上属太阴,中脐属少阴,脐下属厥阴,两胁属少阳、厥阴之交界地面,宜分治之。然其大意,与上相同。

金匮法　可回天

释义

《金匮要略》中诸议论,皆死症求生之法。

诸方论　要拳拳

释义

《中庸》云:得一善则拳拳服膺,而弗失之矣。腹满痛而下利者,虚也。吐泻而痛,太阴证也,宜理中汤;雷鸣、切痛、呕吐者,寒气也,宜附子粳米汤。此以下利而知其虚也。胸满痛而大便闭者,实也。闭痛而不发热者,宜厚朴三物汤专攻其里;闭痛而兼发热者,宜厚朴七物汤兼通表里;闭痛、发热、痛连胁下、脉紧弦者,宜大黄附子汤温下并行,此以便闭而知其实也。若绕脐疼痛,名寒疝,乌头煎之峻,不敢遽用,而当归生姜羊肉汤之妙,更不可不讲也。

又胸痹　非偶然

释义

胸膺之上,人身之太空也。宗气积于此,非偶然也。

薤白酒　妙转旋

释义

栝蒌薤白白酒汤或加半夏或加枳实薤白桂枝汤之类，皆转旋妙用。胸阳痹阻证可服成药冠心苏合丸，每次1粒，一日2次；或苏合香丸，每次1粒，痛发时服，均用温开水送服。痰浊壅塞证可服成药杏苏二陈丸，每次6克，一日2次，温开水送服。气血瘀滞证可服成药复方丹参片，每次3片，一日3次，温开水送服。瘀血阻络证可服成药三七粉，每次3克，一日2次，温开水送服。阴血亏虚证可服成药六味地黄丸，每次8粒，一日2次；兼虚热者，服知柏地黄丸，每次8粒，一日2次，均用温开水送服。冠心病心绞痛可服成药云南白药内的保险子1粒，配白药末0.4~0.5克，一日3次，温开水送服，连服5~7日可见效。心绞痛时身边无药时，最简单有效的办法是施以"耳按压法"，可迅速止痛，缓解症状，稍待稳定，再去医院治疗，以防止意外，转危为安。取一根火柴之类细棒末端，在耳郭的耳轮脚当中处，触探最敏感的痛点，即耳中穴。然后，持细棒稍加用力按压此穴，大约两三分钟可以中止心绞痛。探棒按压耳中穴有刺痛、酸痛、胀痛、灼烧痛及麻木等感觉是正常的反应。治疗的步骤，先压左耳中穴，如果按压效果不敏感，改用右耳中穴。一次有效后，每日按压6~8次巩固疗效。他人操作要比自行操作效果更好些。或按摩内关穴（前臂掌侧横纹上2寸，两条筋之间）或压迫手臂酸痛部位，可起到急救作用。

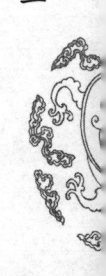

虚寒者　建中填

释义

心胸大寒,痛呕不能饮食,寒气上冲,有头足,不可触近,宜大建中汤主之。上中二焦,为寒邪所痹,故以参姜启上焦之阳,合饴糖以建立中气,而又加椒性之下行,降逆上之气,复下焦之阳,为补药主方。

【编者按】胸痛是指胸部疼痛。可见于西医学中的冠状动脉粥样硬化性心脏病、慢性气管炎、慢性胃炎、神经官能症等。胁痛是指一侧或两侧胁肋部位疼痛。可见于西医学中的急、慢性肝病,胆道感染或结石,肋间神经痛等。胃痛是指上腹胃脘处发生疼痛。可见于西医学中的急、慢性胃炎,胃及十二指肠球部溃疡,胃下垂,胃神经官能症等。腹痛是指胃脘、两胁以下,耻骨以上的部位发生疼痛。可涉及内、外、妇产科的多种功能性和器质性疾病。胸痹是指胸部闷胸,甚则胸痛彻背,短气,喘息不得卧为主症的一种疾病。可涉及西医学中的冠心病心绞痛及胸、腹部疼痛为主的其他疾病。

【方剂应用举例】平胃散方出《太平惠民和剂局方》,所治脾胃不和,是由痰湿留滞,困遏脾胃,或感受山岚瘴气,或水土不服所致。脾胃被困,则升运和降失常,诸症遂起。方中苍术芳香辟秽去浊,燥湿健脾为君药,厚朴除湿散满为臣药,陈皮理气化痰为佐药,甘草、姜、枣调和脾胃为使药。凡脾胃湿滞,呈现胸腹胀满、口淡食少、腹泻,舌苔白厚而腻者都可治疗,所以古人说是"治脾圣药"。

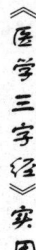

【组成】苍术12克、厚朴(炒)9克、陈皮6克、炙甘草3克、生姜5片、大枣2枚。上药前4味,共为细末。每服9克,生姜、大枣煎汤送服,日服3次。现代多作汤剂。

【加减】感四时不正之气,头痛发热,呕吐泄泻者,加藿香12克、半夏12克;宿食不化,嗳腐吞酸,不思饮食者,加焦麦芽6克、焦山楂6克、焦神曲6克;食滞甚而腹胀便秘者,加槟榔9克、莱菔子(炒)6克;酒积者,加葛根12克、砂仁(后下)3克;食积化热,腹痛泄泻者,加黄连6克、黄芩6克;腹中有冷感,或有腹痛,喜吃热食,拒食冷物者,加干姜6克、肉桂(后下)3克;呕吐清涎者,加丁香3克、吴茱萸3克;热痰互结,胸中痞满胀痛者,加黄连6克、半夏9克、瓜蒌18克;肝郁气滞,不得疏泄,横逆犯胃的胃脘胀痛,攻冲连胁,胃内有灼热、口干或口苦、纳差、嗳气、泛酸、恶心、大便干燥或稀溏者,合柴胡疏肝散。脾胃湿滞,或兼往来寒热,心烦喜呕之少阳证,或兼寒热往来,寒多热少,一身重痛之湿疟证,合小柴胡汤。脾气伤,则有精神不振,四肢乏力,食少,或多食则泻,合四君子汤;脾阳伤,则更见畏寒不热,腹中发凉,四肢不温,合理中汤;痰浊痹阻,胸部隐痛,胸背彻痛,合栝蒌薤白白酒汤,气逆者加半夏,胸满者加枳实、厚朴,不能饮酒者加桂枝;寒凝血脉,心痛彻背,加桂枝9克、砂仁(后下)6克、三七粉(冲服)3克。

隔食反胃第八

隔食病　津液干

释义

方书名膈者,以病在膈上是也。又名隔者,以食物不下而阻隔也。津液干枯为隔食病源。《金匮篇解》中讲:"噎膈、反胃,昔人通谓之膈。分言之,则反胃乃食入反出,完谷不化,噎膈乃咽中阻隔,水饮可通,食物难下。一则入而复出;一则食不得入,固不同也。"

胃脘闭　谷食难

释义

胃脘干枯闭小,水饮可行,食物难下。

时贤法　左归餐

释义

赵养葵用大剂六味汤主之。高鼓峰仿赵养葵之法以六味加生地、当归主之。杨乘六用左归饮去茯苓,加当归、生地。以左归饮中有甘草引入阳明,开展胃阴。去茯苓者,恐其旁流入坎,不如专顾阳明之速效也。

胃阴展　贲门宽

释义

如膏如脂,叠积胃底,即胃阴也。久隔之人,则胃阴亡矣。高鼓峰云:治隔一阳明尽之,阳明者胃也。但使胃阴充拓,在上之贲门宽展,则食物入;在下之幽门、阑门滋润,则二便不闭,而隔症愈矣。《景岳新方》补阴益气煎是从东垣补中益气汤化裁而来,改黄芪、白术为熟地、山药,就变补中为益阴,可治胃液枯槁之隔噎。

启膈饮　理一般

释义

启膈饮亦是和胃养阴之意。但此方泄肺气之郁,彼方救肾水之枯,一阴一阳,宜择用之。阴津枯槁证可服成药养胃舒胶囊,每服3粒,一日3次,开水送服;大便燥结者,可配服麻仁丸,每服6克,一日2次,米汤送服。气虚阳微证可服成药补中益气丸,每服8粒,一日3次,温开水送服;神疲畏寒,面浮肢肿者,可配服右归丸,每服9克,一日3次,温开水送服。瘀血内结证可服成药大黄䗪虫丸,一次1~2丸,一日1~2次,温开水送服;或血府逐瘀丸,一次1~2丸,一日2次,空腹用红糖水送服。

推至理　冲脉干

释义

张石顽云:膈咽之间,交通之气不得降者,皆冲脉上

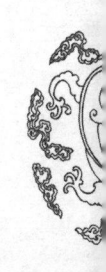

行,逆气所作也。吞咽不利,咽哽干燥可服成药噎膈丸,每服9克,一日3次,温开水送服。痰气交阻证可服成药越鞠丸,每服6克,一日2次,温开水送服;若食滞内停者,可配服保和丸,每服6克,一日2次,开水送服。

大半夏 加蜜安

释义

冲脉不治,取之阳明。仲景以半夏降冲脉之逆,即以白蜜润阳明之燥,加人参以生既亡之津液,用甘澜水以降逆上之水液。古圣之经方,惟仲景知用之。《金匮篇解》中讲:"大半夏汤一面滋燥润枯,一面豁痰通气,结开则气行津通,不治燥而燥自滋。"

金匮秘 仔细看

释义

《金匮》明明用半夏,后人诸书,皆以半夏为戒。毁圣之说,倡自何人?君子恶之!

若反胃 实可叹

释义

食得入而良久反出,名为反胃。

朝暮吐 分别看

释义

朝食暮吐,暮食朝吐,与隔食症宜分别而药之。

乏火化　属虚寒

释义

王太仆云：食不得入，是有火也。食入反出，是无火也。此症属中焦、下焦火衰无疑。

吴萸饮　独附丸

释义

妙在吴萸镇厥阴逆气，配入甘温，令震坤合德，土木不害。生附子以百沸汤俟温，浸去盐，日换汤三次。三日外去皮，放地上，四面以砖围，外以炭火烧一时，则附子尽裂，乘热投以姜汁，又如法制之。大抵480克附子配480克姜汁，以姜汁干为度，研末蜜丸。以粟米稀粥，送下6克。

六君类　俱神丹

释义

六君子汤加姜附及附子理中汤之类。脾胃气虚证可服成药六君子丸，每服6克，一日2次，温开水送服。脾肾虚寒证可服成药附子理中丸，每服6克，一日2次，温开水送服。

【编者按】噎膈是以吞咽困难、饮食难下或食后即吐为主要特征的病证。可涉及西医学的食道炎、食道憩室、食道癌、食道贲门失弛缓症、贲门癌、胃癌以及胃神经官能症等疾患。噎膈属于功能性者，服药有效果。若属器质性病变者，应及早明确诊断。如属急性肿瘤，当争取早期手术治

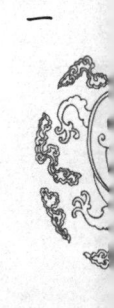

疗；晚期病人可用中药，对延长生命有一定效果。反胃是指饮食入胃，宿谷不化，停留胃中，经过良久，由胃反出。可见于西医学中的幽门痉挛、梗阻等疾病。

【方剂应用举例】大半夏汤是《金匮要略》中的一个方剂，方中半夏降逆开痞而止呕，人参益气养胃而生津，蜂蜜润大肠而通腑气，腑气通则胃气降，胃气降则水谷得以转输，饮食消化，病可望愈。可用于脾胃虚损不能消化水谷，反挟冲气上逆的胃反呕吐；脾虚挟食，呕吐不能愈，而致胃阴受伤；或食入即吐，久久不愈，脾胃气阴两伤证。

【组成】姜半夏12克、人参9克、蜂蜜30克，水和蜜共搅扬二百四十遍，再入诸药，水煎，分2次服。恶心呕吐之人，不宜一次大量饮水饮药，故宜浓煎少饮。人参可用党参代之。

【加减】若挟饮而呕吐者，加生姜9克；若阴液亏损，大便干燥者，加麦冬12克；若大便稀溏者，加白术(炒)9克；若气滞血瘀者，加郁金9克、丹参9克；若食谷不化兼痛甚者，加炒麦芽9克、焦神曲9克、焦山楂9克、延胡索9克、鸡内金(捣细冲服)3克、砂仁(后下)6克；若中气不运者，加白术9克、茯苓9克、陈皮6克、炙甘草6克、生姜5片、大枣2枚。

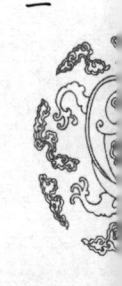

气喘第九

喘促症　治分门

释义

气急而上奔,宜分别而治之。哮喘是一种发作性的痰鸣喘咳疾患。发作时喉中痰鸣有声,呼吸气促困难,甚则不能平卧。一般新病及发作期多属实证,并有寒、热之分;久病以及缓解期多属虚证;当大发作时,则多易形成正虚邪实之错杂情况。

卤莽辈　只贞元

释义

贞元饮是治血虚而气无所附,以此饮济之、缓之。方中熟地、当归之润,所以济之。甘草之甘,所以缓之。常服调养之剂,非急救之剂也。今医遇元气欲脱上奔之症,每用此饮,以速其危,良可浩叹!

阴霾盛　龙雷奔

释义

喘症多属饮病。饮为阴邪,非离照当空,群阴焉能退避。若地黄之类,附和其阴,则阴霾冲逆肆空,饮邪滔天莫救,而龙雷之火,愈因以奔腾矣。

实喘者　痰饮援

释义

喘症之实者,风寒不解,有痰饮而为之援,则咳嗽甚而喘症作矣。寒哮喘证可服成药咳喘丸,每次3克,一日3次;或桔贝半夏曲,每次3克,一日2次,均用温开水送服。

葶苈饮　十枣汤

释义

肺气实而气路闭塞为喘者,以葶苈大枣泻肺汤主之。咳嗽气喘,心下停饮,两胁满痛者,以十枣汤主之。十枣丸,每次3克,一日1~2次,温开水送服。热哮喘证可服成药止咳化痰丸,每次6克,一日2次,温开水送服;或蛇胆陈皮片,每次2~4片,一日3次,温开水送服。

青龙辈　撤其藩

释义

此方解表,兼能利水,治内外合邪,以两撤之。外有风寒内停水饮证可服成药小青龙颗粒,每服6克,一日3次,开水送服。

虚喘者　补而温

释义

虚喘气促,不能接续,脉虚细无力,温补二字宜串看。有以温为补者,有以补为温者,切不可走于贞元一路,留滞痰涎也。

桂苓类　肾气论

释义

仲景云:气短有微饮者,宜从小便去之,桂苓术甘汤主之,肾气丸亦主之。阳虚哮喘证可服成药金匮肾气丸,每次8粒,一日3次,温开水送服。阴虚哮喘证可服成药七味都气丸,每次9克,一日2次,温开水送服。

平冲逆　泄奔豚

释义

冲气上逆,宜小半夏加茯苓汤以降之。奔豚症初起,脐下动气,久则上逆冲心,宜茯苓桂枝甘草大枣汤以安之。

真武剂　治其源

释义

经云:其标在肺,其本在肾。真武汤为治喘之源也。

金水母　主诸坤

释义

肺属金而主上,肾属水而主下,虚喘为天水不交之危候,治病当求其本。须知天水一气,而位乎天水之中者,坤土也。况乎土为金母,金为水母,危笃之症,必以脾胃为主。

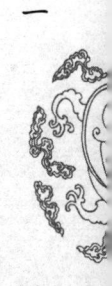

六君子　妙难言

释义

六君子汤加五味、干姜、北细辛，为治喘神剂。面肿加杏仁；面热如醉加大黄。此法时师闻之，莫不惊骇，能读《金匮》者，始知予言之不谬也。

他标剂　忘本根

释义

唯黑锡丹镇纳元气，为喘症必用之剂。真元亏惫，上盛下虚，痰壅气喘，胸腹冷痛者服黑锡丹，一次1.5克，一日1~2次，用姜汤或淡盐汤送服。此外如苏子降气汤、定喘汤及沉香黑铅丹，皆是害人之剂。

【编者按】气喘相当于西医学的支气管哮喘、哮性喘息型支气管炎、嗜酸性粒细胞增多症引起的哮喘等疾病。

【方剂应用举例】六君子汤出自《医学正传》，具有补脾益气，培土生金的功效，常用于喘证、哮病、肺胀。方中党参健脾益气，以补中土为君药，白术、茯苓健脾利湿为臣药；胃以和降为顺，半夏燥湿和胃，半夏有毒，生姜制之，且可以和胃止呕，与陈皮为佐药，甘草、大枣和胃安中为使药。

【组成】党参12克、白术9克、茯苓9克、炙甘草6克、陈皮6克、半夏9克。加生姜5片，大枣2枚，水煎服。

【加减】寒证者，加五味子4.5克、干姜4.5克、北细辛3克；面肿者，加杏仁6克；面热如醉者，加大黄6克；肾虚者，加山药12克、五味子4.5克。

血症第十(口疮附)

血之道　化中焦

释义

经曰:中焦受气取汁,变化而赤,是谓血。

本冲任　中溉浇

释义

血之流溢,半随冲任而行于经络。

温肌腠　外逍遥

释义

血之流溢,半散于脉外而充肌腠皮毛。

六淫逼　经道摇

释义

六淫者,风、寒、暑、湿、燥、火也。经,常也。道,路也。言血所常行之路也,外邪伤之则摇动。

宜表散　麻芍条

释义

外伤宜表散。东垣治一人内蕴虚热,外感大寒而吐血

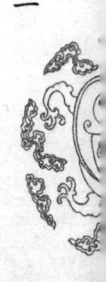

法仲景麻黄汤加补剂,名麻黄人参芍药汤,一服而愈。

七情病　溢如潮

释义

七情者,喜、怒、哀、惧、爱、恶、欲也。七情之动,出于五志。医书恒谓五脏各有火,五志激之则火动,火动则血随火而溢。然五志受伤既久,则火为虚火,宜以甘温之法治之。

引导法　草姜调

释义

甘草干姜汤,如神,或加五味子6克。火盛者,加干桑皮9克、小麦30克。时医因归脾汤有引血归脾之说,谓引血归脾即是归经。试问脾有多大,能容离经之血成斗成盆,尽返而归于内而不裂破乎?市医固无论矣,而以名医自负者,亦蹈此弊,实可痛恨!

温摄法　理中超

释义

理中汤,加木香、当归煎服。凡吐血服凉药及滋润益甚,外有寒冷之象者,是阳虚阴走也,必用此方。血得暖则循行经络矣。此法出《仁斋直指》。

凉泻法　令瘀销

释义

火势盛,脉洪有力,寒凉之剂原不可废。但今人于血症,每用藕节、黑栀、白及、旧墨之类以止涩之,致留瘀不散,以为咳嗽虚痨之基。《金匮》泻心汤,大黄倍于芩连,为寒以行瘀法。柏叶汤治吐不止,为温以行瘀法。二方为一温一寒之对子。

赤豆散　下血标

释义

粪前下血为近血,《金匮》用当归赤小豆散。

若黄土　实翘翘

释义

粪后下血为远血,《金匮》用黄土汤。

一切血　此方饶

释义

黄土汤,不独粪后下血方也。凡吐血、衄血、大便血、小便血、妇人血崩及血痢久不止,可以统治之。以此方暖中宫土脏,又以寒热之品互佐之,步步合法也。五脏有血,六腑无血。观剖诸兽腹心下夹脊,包络中多血,肝内多血,心、脾、肺、肾中各有血,六腑无血。近时以吐血多者,谓为吐胃血,皆耳食昔医之误,凡吐五脏血必死。若吐血、衄血、下血,皆是经络散行之血也。凡出血不止者,以三七粉3克、血余炭3克,童便少许;或云南白药,每次0.25~0.5克,一日3次,均用温开水送服,服之即止,血止之后,再察病情,从根本而治。

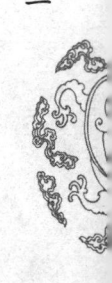

各血证　互参照

释义

咯血多见于西医学的肺结核、支气管内膜结核、支气管扩张、充血性心力衰竭等。齿衄多见于西医学的牙龈炎、慢性肝炎、肝硬化、肾功能衰竭、血液系统疾病等。鼻衄可涉及西医学的鼻局部病变,肝、肾功能不全,高血压病以及血液系统疾病等。吐血可见于西医学的上消化道出血,如胃、十二指肠球部溃疡,肝硬化所致食道、胃底静脉曲张破裂出血等疾病。便血常见于西医学的胃及十二指肠球部溃疡、肠道炎症、血吸虫病、肛裂、痔疮、肠道肿瘤等。尿血常见于西医学的泌尿系感染、结石、肿瘤以及部分乳糜尿等。紫癜可见于西医学的过敏性紫癜、原发性血小板减少性紫癜。胃火炽盛证可服成药黄连上清丸,每服12克,一日2次,温开水送服。肺热内盛证可服成药养阴清肺丸,每服9克,一日2次,用15克竹茹煎汤送服。燥热伤肺证可服成药雪梨膏,每次1匙,加三七粉1.5克、白及粉1.5克,开水送服,一日2~3次。阴虚肺热证可服成药百合固金丸,每服9克,一日2次,温开水送服。肝火犯肺(胃)证可服成药龙胆泻肝丸,每服6克,一日2次,温开水送服。热蕴营血证可服成药十灰丸,每服6克,一日2次,温开水送服。肠道湿热便血证可服成药槐角丸,每服9克,一日2次;或脏连丸,每服6克,一日2次,均用温开水送服。阴虚火旺证可服成药知柏地黄丸,每服8粒,一日3次。气虚血溢证可服成药归脾丸,每服8粒,一日2次,温开水送服。

口疮病　溃烂疡

释义

口疮是指口腔黏膜上发生疮疡或溃烂的病证。

火之炎　虚实常

释义

口疮临床上多见实证和虚证两类。实证多为心脾积热而致,类似西医学的阿弗他口炎;虚证多由阴虚火旺所致,常易反复发作,又称复发性口疮。心脾积热证可服成药牛黄解毒片,每次3片,一日2~3次,温开水送服;或黄连上清丸,每次6克,一日2次,温开水送服。冰硼散适量外用,一日5~6次。阴虚火旺证可服成药知柏地黄丸,每次8粒,一日2次,温开水送服。外用黄柏、青黛、冰片、肉桂,研极细末,擦患处,一日5~6次。

【编者按】咯血、齿衄、鼻衄、吐血、便血、尿血、紫癜等外出血及内溢血证可互相参照治疗,并附加口疮病。

【方剂应用举例】黄土汤出自《金匮要略》,方中灶中黄土有温中和胃,收敛止血,为君药;白术、炮附子温阳健脾,为臣药;阿胶、生地滋阴养血止血,配黄芩苦寒(反佐),可减少附子刚燥太过,为佐药,甘草和中调和诸药,为使药。诸药合用,温阳止血不伤阴,滋阴养血不碍脾,对脾阳不振,不能统血摄血,血溢于内,便血不止者,最为适宜。

【组成】灶中黄土30克、白术9克、附子(炮)9克、生地9克、阿胶9克、黄芩9克、甘草9克。先将灶中黄土水煎取汤,再煎余药,再去滓,加入阿胶烊化后,分2次温服。

【加减】气虚者,加党参12克;出血多者,加三七粉(冲服)3克、白及6克、炮姜6克、焦艾叶6克;心悸者,去黄芩,加龙眼肉15克、酸枣仁12克;舌苔黄厚者,去附子,加黄连6克、白茅根9克;形寒怯冷者,去黄芩,加干姜6克。

目前灶中黄土药缺,上血可用代赭石代替,下血可用赤石脂代替。

水肿第十一

水肿病　有阴阳

释义

肿,皮肤肿大。初起目下有形如卧蚕,后渐及于一身,按之即起为水肿,按之陷而不起为气肿。景岳以即起为气,不起为水,究之气行水即行,水滞气亦滞,可以分可以不必分也。只以阴水、阳水为分别。

便清利　阴水殃

释义

小便自利、口不渴属寒,名为阴水。肾阳衰微证可服成药济生肾气丸,每服8粒,一日2次,温开水送服。脾阳虚衰证可服成药参苓白术丸,每服6克,一日2次,枣汤送服。

便短缩　阳水伤

释义

小便短缩、口渴属热,名为阳水。湿毒证可服成药防风通圣丸,每服6克,一日2次,温开水送服。温热证可服成药四妙丸,每服6克,一日2次,温开水送服。

五皮饮　元化方

释义

以皮治皮,不伤中气。方出华元化《中藏经》。

阳水盛　加通防

释义

五皮饮加木通、防己、赤小豆之类。

阴水盛　加桂姜

释义

五皮饮加干姜、肉桂、附子之类。

知实肿　萝枳商

释义

知者,真知其病情,而无两可之见。壮年肿病骤起脉实者,加萝卜子、枳实之类。

知虚肿　参术良

释义

老弱病久,肿渐成,脉虚者,加人参、白术之类。

兼喘促　真武汤

释义

肿甚、小便不利、气喘、尺脉虚者,宜真武汤暖土行水。

间用桂苓甘术汤化太阳之气,守服十余剂;继用导水茯苓汤二剂愈。今人只重加味肾气丸,而不知其补助阴气,反益水邪,不可轻服也。

从俗好　别低昂

释义

以上诸法,皆从俗也。然从俗中而不逾先民之矩矱,亦可以救人。

五水辨　金匮详

释义

病有从外感而成者名风水。病从外感而成,其邪已渗入于皮,不在表而在里者名皮水。病有不因于风,由三阴结而成水者名正水。病有阴邪多而沉于下者名石水。病有因风因水伤心郁热名黄汗。《金匮》最详,熟读全书,自得其旨,否则鲁莽误事耳。药方中精义颇详,宜细玩之。

补天手　十二方

释义

越婢汤、防己茯苓汤、越婢加白术汤、甘草麻黄汤、麻黄附子汤、杏子汤、蒲灰散、黄芪芍桂酒汤、桂枝加黄芪汤、桂甘姜枣麻辛附子汤、枳术汤、附方《外台》防己黄芪汤。

肩斯道　勿炎凉

释义

群言淆乱衷于圣,以斯道为己任,勿与世为浮沉,余有厚望焉。

【编者按】水肿是指体内水液潴留、泛溢肌肤,引起头面、目窠、四肢腹部甚至全身浮肿的病症。多见于西医学的急慢性肾炎、心功能不全、功能性水肿等。

【方剂应用举例】

1. 桂枝去芍药加麻辛附子汤出自《金匮要略》。《金匮篇解》中讲:"烈日当空,冰山可化。结轻者但温其阳,阳回则阴凝自散;结甚者亦当于导下之中,参入温阳破结之品,以相鼓舞,如乌头、附子等。阳气一行,则阴凝之质当从二便以下,如大便出白液、小便如膏粉之类,腹满坚硬自能以渐消除矣。"桂枝去芍药加麻辛附子汤中桂枝汤去芍药振奋卫阳;麻辛附子汤,温发里阳,两者相协,可以通彻表里,使阳气通行,阴凝解散,水饮自消。可治阳虚阴凝,水饮不消,痞结胃脘,如盘如杯,或积留胞室,腹大肢体不肿之症。

(1)组成　桂枝(去皮)9克、甘草6克、生姜9克、大枣4枚、附子(炮)6克、细辛3克、麻黄6克。水二杯半。先煎麻黄,吹去沫,次入诸药,煎八分服。日夜作三服,当汗出,如虫行皮中,即愈。

(2)加减　水盛者,加知母6克、防己6克、茯苓皮15克;气滞血瘀者,加枳实9克、郁金12克、红花9克、桃仁9克。

2.桂枝芍药知母汤出自《金匮要略》,方中桂枝散风通络,麻黄散寒除湿,白术健脾化湿,附子温阳通络,防风祛风胜湿,白芍、知母清热养阴,生姜、甘草和胃调中。该方汗利兼施,温清兼用,治通身肿胀,往往有效。

(1)组成　桂枝12克、白芍9克、甘草6克、麻黄6克、附子(炮)9克、白术15克、知母12克、防风12克、生姜15克。水煎2次兑均,分3次温服。

(2)加减　水肿,小便不利者,加防己9克、木通9克、车前子(布包)9克;头面四肢浮肿,胸闷烦躁,口渴引饮,小便短赤者,加石膏9~30克、五味子6克;掣痛难以屈伸,得热则减者,倍用附子、麻黄;身体滞重,关节沉重肿胀,天阴增剧者,倍用白术、知母、甘草;日轻夜重者,倍加知母、白芍易赤芍;汗出如黄柏汁色,身体肿、发热、汗出而渴者,去麻黄、附子,加黄芪15克。

3.芪薏四君子汤出自《姚树锦中医世家经验辑要》,方中黄芪、党参健脾益气,为君药;茯苓、白术、薏苡仁甘温益气,健脾利湿,为臣佐药;甘草补中和胃缓急,为使药。诸药合用,共奏甘温补气,健脾利湿,调中和胃,扶正培本之功。主治肾炎后期脾虚,面色㿠白或目胞浮肿,舌嫩苔白有齿印或胖大,神疲倦或有浮肿。

(1)组成　生黄芪30克、生薏苡仁30克、党参15克、白术15克、茯苓15克、甘草6克。水煎服。

(2)加减　脾肾阳虚,水湿泛滥,下元不固,精微外泄者,党参易红参,加砂仁(后下)6克、鸡内金9克、山药15克、怀牛膝12克、车前子(布包)12克、阿胶(烊化冲服)9

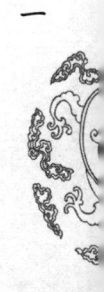

克。久病伤正,气阴暗耗,肾之阴阳失调者,党参易西洋参,加阿胶(烊化冲服)12克、鹿角胶(烊化冲服)9克、怀牛膝12克、金石斛6克、冬春夏草6克、白茅根20克;慢性肾炎恢复期再加海马9克、海狗肾9克、西红花9克、紫河车9克,扩大量,配制丸药,以滋肾化生精血。

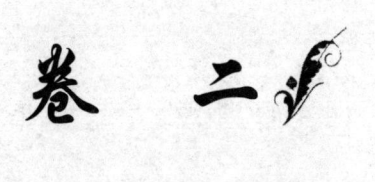

卷 二

胀满蛊胀第十二(黄疸附)

水肿参看

胀为病　辨实虚

释义

胀者,胀之于内也。虚胀误攻则坏,实胀误补则增。

气骤滞　七气疏

释义

七气汤能疏通滞气。肝气郁结证可服成药逍遥丸,每服8粒,一日2次,温开水送服。肝郁气滞证可服成药越鞠丸,每服6克,一日2次,温开水送服;气滞湿阻证可服成药枳术丸或木香顺气丸,每服6克,一日2次,温开水送服。气滞寒凝证可服成药良附丸,每服6克,一日2次,温开水送服。湿热蕴结证可服成药枳实导滞丸,每服9克,一日2次,温开水送服。

满拒按　七物祛

释义

腹满拒按,宜《金匮》厚朴七物汤,即桂枝汤小承气汤合用,以两解表里之实邪也。

胀闭痛　三物锄

释义

腹满而痛,若大便实者,宜《金匮》厚朴三物汤,行气中兼荡实法,以锄其病根。

以上言实胀之治法。

若虚胀　且踌躇

释义

仔细诊视,勿轻下药。脾肾阳虚证可服成药附子理中丸,每服6克,一日2次,温开水送服。肝肾阴虚证可服成药六味地黄丸,每服8粒,一日2次,温开水送服。脾虚湿滞证者可服成药香砂六君子丸,每服6克,一日2次,温开水送服。肝脾不和证可服成药归芍六君丸,每服6克,一日2次,温开水送服。

中央健　四旁如

释义

喻嘉言云:执中央以运四旁,千古格言。脾居中央,是后天之本,气血生化之源,主五脏之气,为上下之通道,升降之枢纽,治脾可以左右逢源,上输心肺,下益肝肾,外灌四旁。悟解此句,医技到手!如仲师之桂枝汤、小建中汤、理中汤、炙甘草汤、薯蓣丸、甘草干姜汤、麦门冬汤、黄土汤、小柴胡汤、半夏泻心汤、生姜泻心汤、甘草泻心汤、枳术汤、李东垣之补中益气汤、张景岳之补阴益气煎、《和剂局方》

之六君子汤、《济生方》之归脾汤，均合此句。金匮肾气丸既调整肾的阴阳失调，同时有其他四脏同调之意，附子、桂枝益火之源，助胃阳，燥脾土，有先后天同补之效。以此推理，所有经方，均符合执中央以运四旁之意！

参竺典　大地舆

释义

中央脾土健运，四旁得以灌注，气血生化有源，通过脾的转输，经脉环流不息，源源不断地化生脏腑之精，充盈肌肤四肢。《金匮篇解》中讲："五脏六腑虽皆有胀，然无不由脾肺肾三脏，而脾土一脏尤为此症之主体，固无论其寒热虚实也。脾居中州，外廓为大腹，水谷入胃，借以腐化，不病则生生不息，津液气血之所从出，病则健运失常，虚气散逆而胀满矣。故治臌之法，有建中央以运四旁者，即指此而言，盖未有不因于脾者也。"

单腹胀　实难除

释义

四肢不肿而腹大如鼓。单腹胀又名蛊胀。姚树锦家传秘方三五合剂渗湿利水，消肿除胀，可治单腹胀。适宜体壮邪实者，若体虚弱者加减应用。

山风卦　指南车

释义

"山风蛊"在中医学中比喻为肝脾不和所致的蛊胀。艮为山，为土；巽为风，为木。木克土，土可侮木，木郁而土壅，肝体阴而用阳，因此肝脾不和引起病变多端。如舌苔光、脉弦数，可用一贯煎；舌苔黄、口苦、吞酸，可用左金丸；胁肋疼痛，寒热往来，可用柴胡疏肝散；舌苔黄、口苦、目赤，可用龙胆泻肝汤；脾胃伏火，口苦口臭，可用藿香清胃胶囊；食积，厌食呕恶，身热，可用保和丸；积滞内停，脘腹痞满胀痛，大便秘结，可用木香槟榔丸；气滞湿阻，心下坚大如盘，可用枳术汤；心下痞满，呕吐不安，肠鸣下利，舌苔薄黄，可用半夏泻心汤；舌苔薄白，肠鸣腹痛，大便泄泻，泻后痛减，可用痛泻要方；腹中寒气，雷鸣，切痛，呕吐，可用附子粳米汤；干呕、吐涎沫、舌苔白，可用吴茱萸汤；寒热夹杂，可用乌梅丸法；舌面有瘀点，可用膈下逐瘀汤或血府逐瘀丸；舌紫暗或见瘀斑，吐血或便血者，可用胃康胶囊；脾肾阳虚，腹胀不著，朝宽暮急，面色苍白，可用附子理中丸；肝肾阴虚，腹大膨满，腹皮绷紧，形体消瘦，颧红心烦，可用六味地黄丸。必须随证变化，选择方剂，灵活加减。

易中旨　费居诸

释义

《周易》的哲学理论，应该仔细学习。《内经》云："阴阳者，天地之道也，万物之纲纪，变化之父母，生杀之本始，神明之府也，治病必求于本。"唐代大医学家孙思邈讲："不知《易》，不足以言太医。"明代大医学家张景岳在《医易义》中阐述说："易者，易也，具阴阳动静之妙。医者，意也，合阴阳消长之机。虽阴阳已备于《内经》，而变化莫大乎《周易》。故曰'天人一理'者,一此阴阳也。医易同原者,同此变化也。"故大道至简,阴阳平衡为之道。悟解至此,医术到家!从中医观点看,肾属水,居于下,肾气必须上升,以济心火,则心火不旺;心属于火,居于上,心火必须下降以温肾水,则肾水不寒。中医称之为心肾相交,比喻为《周易》中的"水火既济",水火既济则阴阳平衡,寒热、升降、润燥皆有常度。反则,谓之"火水未济",则一切失常。金匮肾气丸、地黄饮子滋肾水,生肾火以达到水火既济之功。交泰丸黄连泻心火,肉桂温肾阳,心火不上炎,肾寒不下沉,达到水火既济。黄连阿胶汤滋育肾水,清降心火,达到水火既济。天王补心丹补肾水泻心火,达到水火既济。

《内经》提出"高下相召,升降相因,而变化矣。"从中医观点看,清阳为天,浊阴为地。地虽在下,而阴中之阳者升;天虽在上,而阳中之阴者降;升已而降,降已而升,比喻为《周易》中的"地天泰",地天泰则阴阳二气相互交感,寒热、升降、润燥皆有常度。反则,谓之"天地否",则一切失常。人体疾病之所生,无论因于外感,源于内伤,皆责之于正不胜邪,脏腑失调,火水未济,气血不和,气机逆乱,阴阳失衡,其总病机不离阴阳升降,即清阳之气不升或升发太过,浊阴之气失降或降下太过。如呕吐、呃逆、不寐、痰饮、吐血、咳嗽、噎膈、反胃、胁胀(痛)、眩晕、头痛等病症,各不相同,或寒或热,或实或虚,亦各有其因,病症不同,病位各异,皆为气机逆乱所致,升多而降少。再如泄泻、带下、疝症、足肿、脱肛、阴挺、崩漏、水便不通等病虽不同,皆真阳升少而降多,阴不能随阳升。病本既识,急者固然要治其标,然而也不可忘其升降之枢纽(脾胃)，治法与方药皆应顺从脏腑宜升或宜降之性，调适枢纽，不失升降之机，从而治之则病愈，反而治之则病剧。又如清阳者上升出于五官七窍，向外宣发而敷布于肌肤四肢；浊阴者向下出于前后二阴之窍，向内沉降为精血津液。这一观点，为中医辨证用药提供了基本方法。如用益气聪明汤益气提升治耳目失聪，用麻黄汤宣肺发散治表寒证，用当归四逆汤温经散寒治手足厥逆，用大承气汤攻下肠胃实热积滞，用十枣汤利水逐水治水肿及水饮。

黄疸病　寒热异

释义

黄疸以目黄、肤黄、小便黄为主要临床特征。胃热脾寒，寒则生湿，或胃得风而热，脾得寒而湿。湿热内郁，则膀胱之气不化，膀胱主一身之肌肤，不化气则湿热无去路而成疸矣。多见于西医学的肝胆系统疾病，如病毒性肝炎、肝硬化、肝癌、胆囊炎、胆结石、胆道蛔虫、胰头癌等。

属阴黄　土色露

释义

凡阴黄疸，色暗如熏黄、短气、小便自利，证多虚。阴黄证可服成药鸡骨草丸，每服6克，一日2次，温开水送服。黄疸伴肝脾肿大者可服成药鳖甲煎丸，每服1丸，一日2次，温开水冲服。

是阳黄　色如橘

释义

　　凡阳黄疸,色鲜如橘子、气逆、小便不利,证多实。阳黄证可服成药垂盆草冲剂,每次1包,一日3次,开水冲服;或鸡骨草丸,每服6克,一日2次,温开水送服。肝胆湿热所致的胁痛、黄疸可服成药利胆止痛片,每服6片,一日3次,温开水冲服。

　　【编者按】鼓胀是指以腹大胀满,皮急如鼓,脉络显露为主要特征的一类病证。类似西医学的肝硬化腹水、结核性腹膜炎、乳糜腹水等。黄疸多因外感时疫毒,或酒食不节,饮食不洁等,导致脾胃运化失健,湿热熏蒸,或寒湿内郁,肝胆失疏,胆汁外溢肌肤而致。

　　【方剂应用举例】枳术丸是《内外伤惑论》中的一张方子。方中白术健脾祛湿,助脾运化,为君药;枳实行气除痞,消积导滞为臣药;薄荷叶升养脾胃之清气,以助白术健脾益胃之功,为佐使药。薄荷叶与枳实配伍,一升清,一降浊,使清升浊降,脾胃调和,符合"脾宜升则健,胃宜降则和"之理,脾健积消,邪去正复,诸证可除。主治脾胃气虚,运化不良,饮食停滞,腹胀痞满等症。

　　【组成】白术(补脾用白术,运脾用苍术)12克、枳实(麸炒,导滞用枳实,理气用枳壳)6克、薄荷叶3克。水煎服。

　　【加减】脾虚气滞者,枳实易枳壳,加党参12克、茯苓12克、佛手9克、炒麦芽9克、仙鹤草15克、石菖蒲9克。

气滞明显者,加香附9克、砂仁(后下)3克;兼有痰湿者,加制半夏9克、茯苓9克、陈皮6克、炙甘草6克;湿盛苔厚腻者,白术易苍术,加厚朴6克、薏苡仁15克;饮食过多,心腹胀满不快者,加炒神曲9克、炒山楂9克;脾虚体虚者,加黄芪15克、山药12克;阴血亏虚者,加黄芪15克、当归12克、白芍12克;肝郁犯胃而泛酸者,加制黄连9克、吴茱萸3克、煅瓦楞子6克;脾胃虚寒者,加高良姜6克、吴茱萸3克;食积呃逆者,加鸡内金(冲服)3克、生姜6克;便秘者,加肉苁蓉6克、槟榔6克、大黄(后下)6克;血瘀者,加三七粉(冲服)3克、川芎6克、蒲黄6克、五灵脂6克;虫积腹痛,不思饮食,吐蛔者,枳实易枳壳,加党参12克、茯苓12克、乌梅12克、使君子9克、槟榔9克、炒麦芽9克。阴黄疸,劳倦伤脾,土色外露,色暗如熏黄,短气,小便自利,目不黄者,加党参12克、茯苓12克、炙甘草6克、陈皮6克、生姜5片、大枣2枚;阳黄疸,湿热蕴黄,外透肌肤,色鲜如橘子,气逆,小便不利,目黄者,加白芍9克、甘草9克、茵陈9克、山栀子9克、连翘9克、陈皮6克、生麦芽6克、茯苓9克、薏苡仁9克、赤小豆9克。

暑症第十三

伤暑症　动静商

释义

夏月伤暑分动静者,说本东垣。

动而得　热为㾀

释义

得于长途赤日,身热如焚,面垢体倦,口渴,脉洪而弱。暑热蒙心证可服成药牛黄清心丸,每服1粒,一日2次,开水化服。抽搐动风者,可用羚羊角粉0.6克或紫雪丹1.5克,一日2次,温开水送服。

六一散　白虎汤

释义

六一散治一切暑症。白虎汤加人参者,以大汗不止,暑伤元气也;加苍术者,治身热足冷,以暑必挟湿也。

静而得　起贪凉

释义

处于高厦深室,畏热贪凉,受阴暑之气。暑湿遏表证可服成药藿香正气水,每服1支,一日3次,温开水送服。胸闷恶心欲吐者,可服玉枢丹0.06克,温开水送服;或仁丹,每服10~20粒,2~3小时1次,含化。暑湿寒证可服成药纯阳正气丸,每服3克,一日3次,温开水送服。

恶寒象　热逾常

释义

恶寒与伤寒同,而发热较伤寒倍盛。

心烦辨　切莫忘

释义

虽同伤寒,而心烦以别之;且伤寒脉盛,伤暑脉虚。

香薷饮　有专长

释义

香薷发汗利水,为暑症之专药也。有谓夏月不可用香薷,则香薷将用于何时也?

大顺散　从症方

释义

此治暑天畏热贪凉成病,非治暑也。此舍时从症之方。

生脉散　久服康

释义

此夏月常服之剂,非治病方也。

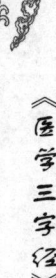

东垣法　防气伤

释 义

暑伤元气，药宜从补，东垣清暑益气汤颇超。暑伤元气证可服成药清暑益气丸，每服1丸，一日2次，温开水冲服。气阴两竭证可服成药生脉饮，每服10~20毫升，一日2次，温开水冲服。参麦注射液，每次5~20毫升，一日1次，静脉滴注。阴伤及阳者，可加参附注射液，每次2~4毫升，一日2次，肌肉注射。

杂说起　道弗彰

释 义

以上皆诸家之臆说。而先圣之道，反为之晦，若行道人，不可不熟记之，以资顾问。

若精蕴　祖仲师

释 义

仲景《伤寒论》、《金匮要略·痉湿暍篇》，字字皆精义奥蕴。

太阳病　旨在兹

释 义

仲师谓太阳中暍，太阳二字，大眼目也。因人俱认为热邪，故提出太阳二字以喝醒之，寒暑皆为外邪。中于阳而阳气盛，则寒亦为热；中于阳而阳气虚，则暑亦为寒。若中于阴，无分寒暑，皆为阴证。如酷暑炎热，并无寒邪，反多阴证。总之，邪之中人，随人身之六气、阴阳、虚实而旋转变化，非必伤寒为阴，中暑为阳也。

经脉辨　标本歧

释义

师云：太阳中暍发热者，病太阳而得标阳之气也。恶寒者，病太阳而得本寒之气也。身重而疼痛者，病太阳通体之经也。脉弦细芤迟者，病太阳通体之脉也。小便已洒洒然毛耸、手足逆冷者，病太阳本寒之气不得阳热之化也。小有劳身即热、口开、前板齿燥者，病太阳标阳之化不得阴液之滋也。此太阳中暍，标本经脉皆病。治当助其标本，益其经脉；若妄施汗下温针，则误矣。

临症辨　法外思

释义

愚按：借用麻杏石甘汤治中暑头痛、汗出、气喘、口渴之外症，黄连阿胶鸡子黄汤治心烦不得卧之内症，至柴胡、栀子、承气等汤，俱可取用。师云：渴者与猪苓汤。又云：瘀热在里用麻连轺豆汤，育阴利湿，俱从小便而出。此法外之法，神而明之，存乎其人焉。

方两出　大神奇

释义

暑之中人，随人之阴阳、虚实为旋转变化。如阳脏多

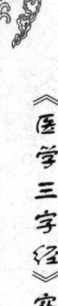

火,暑即寓于火之中,为汗出而烦渴,师有白虎加人参之法。如阴脏多湿,暑即伏于湿之内,为身热、疼重、脉微弱,师以夏月伤冷水,水行皮肤所致,指暑病以湿为病,治以一物瓜蒂汤,令水去而湿无所依,而亦解也。

【编者按】中暑是在盛夏季节突然发病,初起见短暂的头昏头痛,疲倦少汗,继则高热神昏、烦躁,甚则出现肢冷汗出、抽搐等危候的病证,与西医学的中暑大致相似。

【方剂应用举例】香薷饮出自《太平惠民和剂局方》,方中香薷既能外散暑邪而解表,又能内化暑湿而和中,前人讲"夏月之用香薷,犹冬月之用麻黄",就可见香薷为夏日解表化湿之要药;厚朴能除湿邪而通行滞气;白扁豆可健脾和中,消暑化湿;甘草益气健脾,调和诸药。

【组成】香薷12克、白扁豆6克、厚朴4.5克、甘草3克。水煎,凉服,以防服药后出现呕吐。

【加减】兼风寒表证,加荆芥9克、防风12克;头身疼痛明显者,加羌活6克、独活6克;兼风热表证,加金银花12克、连翘9克;高热甚者,加石膏9~30克、柴胡9克;咽喉肿痛明显者,加桔梗9克、马勃9克、射干9克;咳嗽吐痰、胸闷明显者,加瓜蒌9克、杏仁9克;恶心欲吐或恶心呕吐者,加制半夏9克、藿香9克、佩兰9克;形盛脉虚者,加党参9克、麦冬9克、五味子6克;泻利者,加茯苓12克、白术9克;两腿转筋者,加木瓜9克、白芍6克。

泄泻第十四(便秘附)

湿气胜　五泻成

释义

《难经》书云:湿成五泄。

胃苓散　厥功宏

释义

胃苓散暖脾、平胃、利水,为泄泻之要方。

湿而冷　萸附行

释义

胃苓散加吴茱萸、附子之类,腹痛,加木香。寒湿轻证可服成药藿香正气水,每服1支,一日3次,温开水送服;寒湿重证可服成药纯阳正气丸,每服3克,一日3次,温开水送服。

湿而热　连芩程

释义

胃苓散加黄芩、黄连,热甚,去桂枝加葛根。湿热证可服成药香连丸,每服8粒,一日3次,温开水送服。

湿挟积　曲楂迎

释义

食积,加山楂、神曲;酒积,加葛根。食滞轻证可服成药保和丸,每服6克,一日3次,温开水吞服。食滞证兼泻下不爽可服成药木香槟榔丸,每服6克,一日2次,温开水吞服。

虚兼湿　参附苓

释义

胃苓散加人参、附子之类。脾气虚证可服成药参苓白术散,每服6克,一日3次,温开水吞服。脾虚气滞证可服成药香砂六君子丸,每服6克,一日3次,吞服。脾肾阳虚证可服成药附子理中丸,每服6克,一日3次,吞服。

脾肾泻　近天明

释义

五鼓以后泻者,肾虚也。泻有定时者,土主信,脾虚也。故名脾肾泻。

四神服　勿纷更

释义

四神丸加白术、人参、干姜、附子、茯苓、罂粟壳之类为丸,久服方效。肾阳虚证可服成药四神丸,每服9克,一日2次,温开水送服。

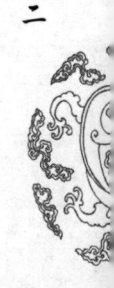

恒法外　内经精

释义

照此法治而不愈者,宜求之《内经》。

肠脏说　得其情

释义

肠热脏寒,肠寒脏热。《内经》精义,张石顽颇得其解。寒热错杂证可服成药乌梅丸,每服6克,一日2次,温开水送服。

泻心类　特丁宁

释义

诸泻心汤张石顽俱借来治泻,与《内经》之旨颇合。详载《医学从众录》。

便秘病　与泻迥

释义

便秘是指大便秘结不通,排便时间延长,粪便干燥、坚硬或欲便而艰涩不畅的病症。可涉及西医学中的习惯性便秘,老年性排粪动力缺乏,腹肌衰弱,结肠张力异常,营养不良,肠道梗阻和肛门狭窄,以及其他神经精神和药物等因素引起的便秘。燥热内结证可服成药麻仁润肠丸,每服1~2丸,一日1~2次,温开水送服。肝经郁火证可服成药更衣丸,每服6克,一日1~2次,饭前温开水送服。气秘证可

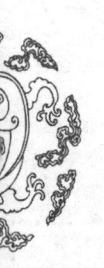

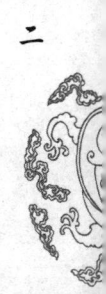

服验方沉香粉1克、枳实粉2克,一日2次,开水调服。气虚证可服成药补中益气丸,每服8粒,一日2次,用蜂蜜10克,冲水送服。血虚证可服炒黑芝麻250克,核桃肉250克,去衣,打碎混合,每次服2匙,加蜂蜜1匙,调匀,冲水送服,一日1~2次。冷秘证可服成药半硫丸,每服1.5克,一日2次,温开水送服;或苁蓉通便口服液,每服1~2支,一日2次,睡前或早晨服用。

【编者按】泄泻是指大便次数增多,粪质稀溏,甚则如水样的病证,可涉及西医学中的急、慢性肠炎,肠功能紊乱,结肠过敏,肠结核等疾病。便秘与泄泻症状相反,为区别特加本章。

【方剂应用举例】

1. 胃苓散即平胃散与五苓散合方,出自《丹溪心法》,方中平胃散燥湿运脾,行气和胃;五苓散利水渗湿,温阳化气;二方合用,共凑暖脾、平胃、利水之功,为泄泻之要方。主治湿浊中阻,脘腹胀痛,泄泻,小便短少,或兼肿满。

(1)组成　苍术(炒)6克、白术6克、厚朴6克、桂枝(或肉桂)4.5克、陈皮6克、泽泻6克、猪苓6克、炙甘草3克、茯苓15克,加生姜5片,水煎服。

(2)加减　脾虚便频,面色㿠白者,去厚朴,加党参12克、干姜6克;湿而冷者,加吴茱萸3克、附子(炮)6克,腹痛者,加木香(后下)3克;湿而热者,加黄芩6克、黄连6克,热甚者,去桂枝,加葛根12克;食积者,加焦山楂6克、焦神曲6克;酒积者,加葛根12克;虚兼湿者,加党参9克、附子(炮)6克;脾肾虚寒,五更泄泻者,去厚朴、陈皮,加补骨脂(酒炒)6克、肉豆蔻(面煨)4.5克、吴茱萸(盐水炒)3克、五味子6克、炒扁豆6克。

2. 乌梅丸来源于《伤寒论》,方中乌梅味酸,有收敛、止泻、生津、和胃之功;蜀椒、干姜、附子、细辛、桂枝辛温通阳,以散内寒;黄连、黄柏清内在之热;党参、当归补益气血,扶助正气。诸药合用,辛酸苦味具备,寒热并用,为治内脏寒热错杂而正气虚诸证的一个有效方剂,主治上热下寒的蛔厥证,适宜正气虚弱之久泻、久痢证。

(1)组成 党参9克、当归6克、干姜6克、炮附子6克、蜀椒3克、细辛3克、桂枝6克、黄连6克、黄柏6克、乌梅(醋浸)15克。水煎服。

(2)加减 脾虚症状明显者,加白术9克、白扁豆9克;肾阳虚甚者,加重附子用量;热象重者,减少附子、干姜用量,加黄芩9克、葛根18克;便下脓血者,加地榆炭9克、仙鹤草15克、薤白6克、槟榔6克;腹痛者,加白芍12克、炙甘草6克;粪便酸臭者,加炒麦芽9克、焦神曲9克、焦山楂9克。

眩晕第十五（耳鸣耳聋附）

眩晕症　皆属肝

释义

《内经》云：诸风掉眩，皆属于肝。

肝风木　相火干

释义

厥阴为风木之脏，厥阴风木为少阳相火所居。

风火动　两动抟

释义

风与火皆属阳而主动，两动相抟，则为旋转。

头旋转　眼纷繁

释义

此二句，写眩晕之象也。

虚痰火　各分观

释义

仲景主痰饮。丹溪宗河间之说，谓无痰不眩，无火不晕。《内经》云：精虚则眩。又云：肾虚则头重高摇，髓海不足

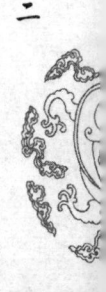

则脑转耳鸣。诸说不同如此。

究其指　总一般

释义

究其殊途同归之旨,木动则生风,风生而火发,故河间以风火立论也。风生必挟木势而克土,土病则聚液而成痰,故仲景以痰饮立论、丹溪以痰火立论也。究之肾为肝母,肾主藏精,精虚则脑空,脑空则旋转而耳鸣,故《内经》以精虚及髓海不足立论也。言虚者言其病根,言实者言其病象,其实一以贯之也。

痰火亢　大黄安

释义

寸脉滑,按之益坚者,为上实。丹溪用大黄一味,酒炒三遍为末,茶调下3~6克。肝火亢盛证可服成药龙胆泻肝丸,每服6克,一日2次,温开水送服。肝风偏盛证可服成药羚羊角粉(冲服)0.3克,一日2次,温开水送服。痰浊上蒙证可服成药眩晕宁片,每次2~3片,一日3~4次,均用温开水送服。或天麻眩晕宁合剂,每次30毫升,一日3次。

上虚甚　鹿茸餐

释义

寸脉大,按之即散者,为上虚,宜鹿茸酒。鹿茸生于头,取其以类相从,且入督脉而通于脑。每用半两酒煎去滓,入麝香少许服。或用补中益气汤及芪术膏之类。此症如钩藤、天麻、菊花之类,俱可为使。气血亏虚证可服成药归脾丸,每服8粒,一日2次,温开水送服。

欲下取　求其端

释义

端,头也,谓寻到源头也。欲荣其上,必灌其根,古人有上病下取法。肾虚精亏证可服成药杞菊地黄口服液,每服1支,一日2次;或养血安神糖浆,每服18毫升,一日3次,温开水送服。肾阴虚证可服成药左归丸,每服9克,一日2次,温开水送服。肾阳虚证可服成药右归丸,每服9克,一日2次,温开水送服。

左归饮　正元丹

释义

左归饮加肉苁蓉、川芎、细辛甚效,正元丹亦妙。

耳鸣聋　脾肾肝

释义

耳鸣、耳聋是属听觉异常的病症。耳鸣是自觉耳内鸣响如蝉鸣、潮水声,或大或小,妨碍正常听觉;耳聋是指听力减退,甚至听觉完全丧失。耳鸣日久可发展为耳聋。暴发者多属实,每因肝经风火、痰火上干所致;渐成者多属虚,可由精气不足,脾肾亏虚引起。多见于西医学中的神经性耳聋、药物中毒以及暴震外伤所致的听觉障碍等。风火上扰证可服成药龙胆泻肝丸,每服6克,一日2次,温开水送服。痰火壅阻证可服成药礞石滚痰丸,每服6~12克,一日1

次,温开水送服。肾精亏虚证可服成药耳聋左磁丸,每服6克,一日2次;或磁朱丸,每服3克,一日2次;或六味地黄丸,每服8粒,一日3次,均用温开水送服。脾胃虚弱证可服成药益气聪明丸或补中益气丸,每服9克,一日2次,用温开水送服。

【编者按】眩晕是指病人发生头昏目黑,视物旋转,不能自主的一种病证。轻者闭目静坐即止;重者如坐车船,旋转不定,不能站立,甚则伴有恶心呕吐、汗出、昏倒等证候。可见于西医学中的高血压病、脑动脉硬化症、眩晕综合征、迷路炎、贫血和神经官能症等疾病,与美尼尔氏症、脑外伤、颈动脉狭窄等疾病有关。

高血压是中老年人的常见病。高血压是以动脉收缩压和(或)舒张压升高为特点的心血管疾病,可分为原发性高血压和继发性高血压两种类型。继发性高血压是由其他系统疾病引起的合并症,原发性高血压多是病因不明的高血压,也叫高血压病。

高血压,中医认为属"头痛、眩晕"等范畴。一般根据高血压患者的不同症状分为六种类型,应分型服药。

肝火上炎型,表现为血压高,且伴有头目眩晕,胸胁胀满,失眠多梦,烦躁易怒,舌红薄黄,脉弦细者,可服成药丹栀逍遥丸,每服9克,一日2次;或龙胆泻肝丸,每服6克,一日2次;或夏枯草膏,每服9克,一日2次;或山花晶颗粒,每服20克,一日3次。

肝阳上亢型,表现为血压高,且伴有眩晕耳鸣,头痛头胀,时而头痛加剧,面色潮红,烦躁易怒,少寐多梦,口苦,舌质红,苔黄,脉弦细者,可服成药牛黄降压丸,每服1丸,一日3次;或天麻钩藤颗粒,每服5克,一日3次;或脑立清片,每服5片,一日2次;或牛黄上清丸,每服1丸,一日2次;或复方羚角降压片,每服4片,一日3次;或天母降压片,每服4片,一日3次。

气血亏虚型,表现为血压高,且伴有眩晕,动则加剧,劳累即发,经常面色萎黄或淡白,唇甲无光泽,心悸多梦,神疲懒言,饮食减少,舌质淡,脉细弱者,可服成药归脾丸,每服8粒,一日3次;或补中益气丸,每服8粒,一日2次;或黄芪精口服液,每服1支,一日3次。

肾阴虚型,表现为血压高,且伴有眩晕,神疲健忘,腰膝酸软,遗精耳鸣,五心烦热,舌质红,脉弦细者可服成药杞菊地黄丸,每服8粒,一日3次;或左归丸,每服1丸,一日3次;或杜仲降压片,每服4片,一日3次;或复方首乌地黄丸,每服3克,一日2次。

肾阳虚型,表现为血压高,且伴有眩晕,神疲健忘,腰膝酸软,遗精耳鸣,四肢不温,舌质淡,脉沉细者,可服成药金匮肾气丸,每服8粒,一日3次;或右归丸,每服1丸,一日3次;或参茸丸,每服1丸,一日2次。

痰浊上蒙型,表现为高血压,且伴有眩晕,头重,胸闷,恶心,少食,多寐,舌苔白腻,脉濡滑者,可服成药眩晕宁片,每次2~3片,一日3~4次;或天麻眩晕宁合剂,每次30毫升,一日3次。

【方剂应用举例】通变逍遥散(自拟方),方中山茱萸补养肝肾,益精秘气,为君药;当归、白芍补血养肝,共为臣药;山药、白术、甘草、生姜健脾和胃,共为佐药,香附理气解郁,为使药。诸药合用,具有补肝和肝,以解肝郁,又可实脾土而助运化的作用。

【组成】山茱萸15克、当归12克、白芍12克、山药12克、白术9克、炙甘草6克、生姜6克、香附6克。水煎服。

【加减】如偏于肾阴虚者,加熟地24克、龟板(先煎)15克、桑寄生18克、枸杞9克、女贞子12克、墨旱莲9克;如偏于肾阳虚者,加熟地24克、菟丝子12克、杜仲(炒断丝)12克、川续断9克、淫羊藿12克、巴戟天9克;肝火上炎者,加柴胡12克、丹皮9克、山栀子9克、薄荷(后下)6克;肝阳上亢者,加天麻9克、钩藤9克、牛膝9克、牡蛎(先煎)30克、石决明(先煎)30克;如虚烦少寐,心悸盗汗者,加龙眼肉15克、酸枣仁12克、首乌藤12克;如气虚下陷或中气不足者,加炙黄芪24克、党参12克、陈皮9克、升麻6克、柴胡6克;痰浊上蒙者,去山茱萸,加天麻9克、制半夏9克、陈皮9克、茯苓9克、泽泻9克、杜仲(炒断丝)9克;如兼有脾虚湿盛者,去山茱萸,加苍术15克、枳壳12克;如大便干可重用当归至30克、加火麻仁12克;如气血两亏者,加炙黄芪30克、肉苁蓉12克、枸杞12克;如属血虚,月经量少者,加熟地24克、阿胶(烊化冲服)9克;如头痛者,加菊花12克、川芎6克;如肾虚头痛,眩晕目痛者,加熟地12克、茯苓9克、枸杞9克、细辛3克、川芎6克、肉苁蓉12克;如项背强急,转侧不利者,加葛根24克、淫羊藿12克、丹参12克、川芎12克。

呕哕吐第十六(呃逆附)

呕吐哕　皆属胃

释义

呕字从沤,沤者水也,口中出水而无食也。吐字从土,土者食也,口中吐食而无水也。呕吐者,水与食并出也。哕者,口中有秽味也,又谓之干呕,口中有秽味,未有不干呕也。呃逆者,气冲有声,声短而频也。其病皆属于胃。

二陈加　时医贵

释义

二陈汤倍生姜,安胃降逆药也。寒加丁香、砂仁;若热,加黄连、鲜竹茹、石斛之类。外邪犯胃证可服成药藿香正气水,每服1支,一日3次。食滞内停证可服成药保和丸,每服6克,一日2次;或木香槟榔丸,每服6克,一日2次,均用温开水送服。痰饮阻胃证可服成药温胃舒冲剂,每服1包,一日2次,开水冲服;或二陈丸,每服9克,一日2次,温开水送服。肝气犯胃证可服成药左金丸,每服3克,一日2次,温开水送服;或理气和胃口服液,每次20毫升,一日2次。脾胃气虚证可服成药香砂六君子丸,每服6克,一日2次,温开水送服。胃阴不足证可服成药参梅养胃冲剂,每服1包,一日3次,开水送服。

玉函经　难仿佛

释义

寒热攻补,一定不移。

小柴胡　少阳谓

释义

寒热往来而呕者,属少阳也。成药小柴胡颗粒,每服1~2包,一日3次,开水冲服。

吴茱萸　平酸味

释义

吴茱萸汤治阳明食谷欲呕者,又治少阴症吐利、手足逆冷、烦躁欲死者,又治干呕吐涎沫者。此症呕吐,多有酸味。

食已吐　胃热沸

释义

食已即吐,其人胃素有热,食复入,两热相冲,不得停留。

黄草汤　下其气

释义

大黄甘草汤治食已即吐。《金匮》云:欲吐者不可下之。又云:食已即吐者,大黄甘草汤下之。何也?曰:病在上而欲吐,宜因而越之。若逆之使下,则必愦乱益甚。若既吐矣,吐而不已,是有升无降,当逆折之。

食不入　火堪畏

释义

王太仆云:食不得入,是有火也。

黄连汤　为经纬

释义

喻嘉言用进退黄连汤,柯韵伯用干姜黄芩黄连人参汤,推之泻心汤亦可借用,以此数汤为经纬。

若呃逆　代赭汇

释义

代赭旋覆汤治噫气,即治呃逆。若久病呃逆,为胃气将绝,用人参30克,干姜、附子各9克,丁香、柿蒂各3克,可救十中之一。阳虚证可服成药附子理中丸,每服6克,一日2次,温开水送服。阴虚证可服成药参梅养胃冲剂,每服1包,一日3次,开水冲服。气郁证可服成药木香顺气丸,每服6克,一日2次;或逍遥丸,每服8粒,一日2次,均用温开水送服。胃热证可服成药左金丸,每服3克,一日2次,温开水冲服。胃寒证可服成药丁蔻理中丸,一次1丸,一日2次,温开水送服。

【编者按】呕吐是指胃气上逆,胃内容物从口吐出的病证。可见于西医学多种疾病之中,最常见的如急性胃炎,贲门痉挛,肝、胆、胰疾病,某些急性传染病或颅脑疾患,以及肠梗阻、尿毒症等。呃逆,亦称打呃,临床以气逆上冲,喉间呃逆有声,声短而频,不能自制为特征。可见于西医学中的膈肌痉挛,以及某一些急、慢性疾病病势趋向严重的阶段。

【方剂应用举例】小半夏汤是《金匮要略》中的一个方剂,方中半夏温燥蠲饮,生姜辛散开结,二药又皆能降逆止呕,二药合用,使饮去结开,胃气和降,则呕自止。主治呕吐、呃逆、妊娠恶阻等症。

【组成】半夏12克、生姜9克。水煎,分2次温服。

【加减】眩晕、心悸、心下痞者,加茯苓12克;胃虚寒,干呕、吐涎沫者,加干姜6克、附子6克、党参9克、白术9克、丁香3克、吴茱萸3克;胃火上逆者,加竹茹12克、黄芩6克、山栀子6克、大黄6克、枳实6克;身热口苦,吐泻并作者,加黄芩9克、白芍6克、炙甘草6克、大枣4枚;外寒邪犯胃者,加苏叶9克、藿香9克;饮食积滞者,加枳实6克、陈皮6克、焦山楂6克、焦神曲6克;热滞者,加大黄6克;肝火犯胃者,加吴茱萸3克、黄连9克、竹茹9克、石斛9克;胃阴不足者,加竹茹9克、麦冬9克、沙参9克、石斛9克、芦根9克;痰饮内停者,加茯苓12克、陈皮9克、炙甘草6克;胃出血者,减少生姜用量,加代赭石(先煎)15克、牛膝9克、大黄6克、三七粉(冲服)3克、白及6克、竹茹9克;肠痹瘀阻者,加大黄9克、桃仁9克、枳实9克、陈皮6克、当归9克、莱菔子(炒)15克。

癫狂痫第十七（失眠郁证附）

重阳狂　重阴癫

释义

《内经》云：重阳者狂，重阴者癫。

静阴象　动阳宣

释义

癫者笑哭无时，语言无序，其人常静。狂者詈骂不避亲疏，其人常动。

狂多实　痰宜蠲

释义

蠲除顽痰，滚痰丸加乌梅、朱砂治之，生铁落饮、当归承气汤亦妙。痰火蒙心证可服成药礞石滚痰丸，每服6克，一日2次，温开水送服；神志不清、狂躁不安者加服成药牛黄清心丸，每服1粒，一日2次，温开水送服。

癫虚发　石补天

释义

磁朱丸是炼石补天手法，骆氏《内经拾遗》用温胆汤。磁朱丸每服3克，一日3次，用米汤或开水送下。

忽搐搦　痫病然

释义

手足抽掣,猝倒无知,忽作忽止,病有间断,故名曰痫。

五畜状　吐痰涎

释义

肺如犬吠,肝如羊嘶,心如马鸣,脾如牛吼,肾如猪叫,每发必口角流涎。风痰闭阻证可服成药定痫丸,每服6克,一日2次,温开水送服;神志不清者加服成药牛黄清心丸,每服1粒,一日2次,温开水送服。

有生病　历岁年

释义

由母腹中受惊,积久失调,一触而发。病起于有生之初,非年来之新病也。《内经拾遗》用温胆汤,柯韵伯用磁朱丸。

火气亢　芦荟平

释义

火气亢,必以大苦大寒之剂以降之,宜当归龙荟丸。肝火偏盛证可服成药当归龙荟丸或龙胆泻肝丸,每服6克,一日2次,温开水送服。

痰积痼　丹矾穿

释义

丹矾丸能穿入心包络,导其痰涎从大便而出,然不如磁朱丸之妥当。

三症本　厥阴愆

释义

以上治法,时医习用而不效者,未知其本在于厥阴也。厥阴属风木,与少阳相火同居。厥阴之气逆,则诸气皆逆。气逆则火发,火发则风生。风生则挟木势而害土,土病则聚液而成痰。痰成必归进入心,为以上诸症。痰气郁结证可服成药越鞠丸,每服6克,一日2次,温开水送服。火盛伤阴证可服成药知柏地黄丸,每服8粒,一日2次,温开水送服。心肾亏虚证可服成药河车大造丸,每服6克,一日2次,温开水送服。心脾亏虚证可服成药归脾丸,每服8粒,一日3次,温开水送服。

体用变　标本迁

释义

其本阴,其体热。肝体阴而用阳,根据患者体质强弱和症状缓急的不同,在治法上就有先治本或先治标的区别。

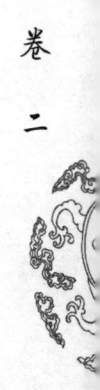

伏所主　所因先

释义

伏其所主，先其所因。即要治疗疾病的主要症状，必须明确其发病的原因。

收散互　逆从连

释义

或收或散，或逆或从，随所利而行之。即根据不同的病因，可采用收敛或疏散，从治或逆治的方法。

和中气　妙转旋

释义

调其中气，使之和平。甘麦大枣汤以小麦味甘微寒，入心阴，养心气而安神，又能养肝安神，为君药；甘草甘平性缓，补脾益气而养心气，为臣药；大枣性温而甘，质润而性缓，补中益气，和缓柔肝，既补心脾又能养肝，为佐使药。诸药合用，有甘润滋养，养心宁神，和中缓急之效。甘麦大枣汤联合百合地黄汤与酸枣仁汤，对阴虚内热所致的神志不宁、精神恍惚疾病更有殊功。归脾（汤）丸以四君子汤补气健脾，使脾胃强健，则气血自生，且气能统血，为君药；当归补血汤补气生血，使气固血充，为臣药；龙眼肉、枣仁、远志养心安神，木香理气醒脾，使补而不滞，均为佐药；生姜、大枣调和营卫，为使药。诸药合用，健脾益气，补血养心。

自伏所主至此，其小注俱《内经》本文。转旋，言心手灵活也,其要旨在调其中气二句。中气者,土气也。治肝不应,当取阳明,制其侮也。酸枣仁汤重用酸枣仁养肝阴,安心神,为君药;茯苓健脾除痰,甘草益脾气健运化,为臣药;知母清虚热除烦,川芎疏肝舒胆,为佐使药。诸药合用,健脾补肝,养血清热,除痰安神,是补敛肝气,调其中气,滋阴清热,化痰舒胆之活法。

悟到此　治立痊

释义

症虽可治,而任之不专,亦无如之何矣。

睡不安　是失眠

释义

失眠是指经常不易入睡,或睡而易醒,甚则整夜不睡的病证。本病常兼有头晕、头痛、心悸、健忘等表现。属西医学中以失眠为主要表现的神经官能症、贫血以及其他慢性衰弱性疾病。心脾亏虚证可服成药归脾丸,每服8粒,一日2次,温开水送服。阴虚火旺证可服成药知柏地黄丸,每服8粒,一日2次,温开水送服。痰热内扰证可服成药朱砂安神丸,每服6克,一日2次;若苔腻,再加保和丸,每服6克,一日2次,均用温开水送服。

抑郁病　现常见

释义

郁证是由于情志抑郁,气机不畅,引起脏腑功能失调的疾病总称。临床常见胸闷善太息、胁痛、咽阻、烦躁、夜寐不宁、心悸等。属西医学中以表现郁证为主要表现的神经官能症，如神经衰弱、癔病，以及忧郁症等疾病。肝气郁结证可服成药逍遥丸，每服8粒，一日2次，温开水送服。痰气交阻证可服成药越鞠丸，每服6克，一日2次，温开水送服。心神失养证可服成药归脾丸，每服8粒，一日2次，温开水送服。心阴虚心悸失眠者可服成药天王补心丹，每次9克，一日2次，温开水送服；阴虚火旺遗精者可服成药知柏地黄丸，每次8粒，一日2次，温开水送服；阴虚火旺，心悸失眠者可服成药朱砂安神丸，每次6克，一日2次，温开水送服；精关不固，遗精频繁，而无火象者可服成药金锁固精丸，每次6克，一日2次，温开水送服。

【编者按】癫狂是指精神错乱，神志失常为特征。以精神抑郁，表情淡漠，语无伦次，或狂躁不安，打人骂人为特征。属于西医学的精神病，如精神分裂症、躁狂抑郁症、更年期忧郁症、周期性精神病等。痫证是指一种反复发作性精神异常的疾病，发作时神志昏迷，四肢抽搐，口吐涎沫，有类似羊叫吼声，醒后神志清楚，头晕无力，与西医学所称的癫痫基本相同。

当前失眠、抑郁、精神障碍的发病率逐年递加。轻者头昏失眠，记忆力减退，反应迟钝。重者神志失常，郁闷焦虑，心情烦躁，幻听多疑等。抑郁症目前已成为全球疾病中给人类造成严重负担的第二位重要疾病，对患者及其家属造成的痛苦，对社会造成的损失是其他疾病所无法比拟的。

【方剂应用举例】磁朱丸出自《千金要方》，方中磁石益阴潜阳,镇摄安神;朱砂清心安神。二药合用,即能加强重镇安神之效,又能交融水火,精气上输,心火下潜,则聋耳目昏及心悸失眠之证皆除;神曲和胃以助消化,使金石之药不碍胃气,有利于药力之运行。

【组成】磁石(煅)60克、朱砂30克、神曲(炒)120克。共研细末,炼蜜为小丸,每服3克,清晨空腹服,用米汤或开水送下。

【加减】本方以治心悸、失眠、耳鸣、耳聋、视物昏花、癫痫等症,属于心肾不交而心阳偏亢者,若兼见肝肾阴虚,虚火上炎者,宜配合六味地黄汤服用;属阴虚者与六味地黄丸同服;耳鸣、耳聋兼阳虚者,宜配合八味丸汤服用;属阳盛阴虚,夜不得眠者与半夏秫米汤同服;属阴虚火旺,心肾不交失眠者与黄连阿胶汤同服;属肝郁者与逍遥丸同服;两目昏花属阴虚者,与杞菊地黄汤同服;七情所伤,神志不安,魂魄不宁者,合服百合地黄汤和甘麦大枣汤;癫痫多痰者,用胆南星3克、制半夏3克、全蝎3克研末调服。

五淋癃闭赤白浊遗精第十八

五淋病　皆热结

释义

淋者，小便痛涩淋沥，欲去不去，欲止不止是也，皆热气结于膀胱。

膏石劳　气与血

释义

热淋小便灼热刺痛，石淋下如沙石，膏淋下如膏脂，劳淋从劳力而得，气淋气滞不通、脐下闷痛，血淋瘀血停蓄、茎中割痛。

五淋汤　是秘诀

释义

石淋以此汤煎送发灰、滑石、石首鱼头内石研末。膏淋合萆薢分清饮。气淋加荆芥、香附、生麦芽；不愈，再加升麻或用吐法。劳淋合补中益气汤。血淋加牛膝、郁金、桃仁，入麝香少许温服。热淋证可服成药清淋颗粒，每次1包，一日2次，温开水送服；或四季青片，每次5片，一日3次，温开水送服。石淋证可服成药排石冲剂或复方金钱草冲剂，每次1包，一日3次，温开水送服。膏淋证可服成药水蜈蚣冲剂,每次1包,一日3次,温开水送服。血淋证可服成药十灰丸,每次9克,一日3次,温开水送服。劳淋证可服成药补中益气丸,每次8粒,一日2次,温开水送服;或乌鸡白凤丸,每次9克,一日2次,淡盐水送服。肾阴虚证可服成药六味地黄丸或知柏地黄丸,每次8粒,一日3次,温开水送服。

败精淋　加味啜

释义

过服金石药,与老人阳已痿,思色以降其精,以致内败而为淋,宜前汤加萆薢、石菖蒲、菟丝子以导之。肾虚精亏证可服成药五子衍宗丸,每次6克,一日2次,温开水送服。

外冷淋　肾气咽

释义

五淋之外,又有冷淋。其症外候恶冷,喜饮热汤,宜加味肾气丸以盐汤咽下。肾阳虚证可服成药济生肾气丸,每次8粒,一日2次,用淡盐水送服。

点滴无　名癃闭

释义

小便点滴不通,与五淋之短缩不同。

气道调　江河决

释义

前汤加化气之药,或吞滋肾丸多效。《孟子》云:若决江河,沛然莫之能御也。引来喻小便之多也。肝郁气滞证可服成药沉香粉1克、琥珀粉1.5克,一日2次,温开水送服。瘀血阻塞证可服成药震灵丸,每次9克,一日2次,空服温开水送服。结石内阻证可服成药排石冲剂,每次1包,一日3次,温开水送服。肺热气壅证可服成药养阴清肺丸,每次9克,一日2次,用15克竹叶煎汤送服。膀胱积热证可服成药滋肾丸,每次9克,一日2次,温开水送服。命门火衰证可服济生肾气丸,每次8粒,一日2次,温开水送服。

上窍通　下窍泄

释义

如滴水之器,闭其上而倒悬之,点滴不能下也。去其上闭,而水自通。宜服补中益气汤,再服以手探吐。中气不足,小腹坠胀者服成药补中益气丸,每服8粒,一日2次,温开水送服。

外窍开　水源凿

释义

又法:启其外窍,即以开其内窍。麻黄力猛,能通阳气于至阴之地下;肺气主皮毛,配杏仁以降气下达州都,导水必自高原之义也,以前饮加此二味甚效。夏月不敢用麻黄,以苏叶、防风、杏仁等分水煎服,温覆微汗,水即利矣。虚人以人参、麻黄各30克水煎服,神效。

分利多　医便错

释义

愈利愈闭矣。

浊又殊　窍道别

释义

淋出溺窍,浊出精窍。

前饮投　精愈涸

释义

水愈利而肾愈虚矣。

肾套谈　理脾恪

释义

治浊只用肾家套药,不效。盖以脾主土,土病湿热下注,则小水混浊。湿胜于热则为白浊,热胜于湿则为赤浊,湿热去则浊者清矣。湿热内蕴证可服成药妇科千金片,每服6片,一日3次,温开水送服。

分清饮　佐黄柏

释义

草薢分清饮加苍术、白术,再加黄柏苦以燥湿,寒以除热。

心肾方　随补缀

释义

六八味汤丸加龙、牡,肾药也。四君子汤加远志,心药也。心肾之药与前饮间服。肾阴虚证可服成药六味地黄丸,每服8粒,一日2次,温开水送服;肾阳虚证可服成药金匮肾气丸,每服8粒,一日2次,温开水送服。心气虚证可服成药四君子丸,每次6克,一日2次,用6克远志煎汤送服。脾虚气陷证可服成药补中益气丸,每服8粒,一日2次,温开水送服。

若遗精　另有说

释义

与浊病又殊。

有梦遗　龙胆折

释义

有梦而遗,相火旺也。余每以龙胆泻肝汤送下五倍子丸6克,多效。张石顽云:肝热则火淫于内,魂不内守,故多淫梦失精。又云:多是阴虚阳扰,其作必在黎明阳气发动之时,可以悟矣。妙香散甚佳。湿热下注证可服成药龙胆泻肝丸,每服6克,一日2次,温开水送服。阴虚火旺证可服成药知柏地黄丸,每服8粒,一日2次,温开水送服。

无梦遗　十全设

释义

无梦而遗,是气虚不能摄精,宜十全大补汤,加龙骨、牡蛎、莲须、五味子、黄柏,为丸常服。肾气不固者可服成药金锁固精丸,每次6克,一日2次,温开水送服。气不摄精者可服成药十全大补丸,每次6克,一日2次,温开水送服。

坎离交　亦不切

释义

时医遇此症,便云心肾不交,用茯神、远志、莲子、枣仁之类,未中病情,皆不切之套方也。

【编者按】淋证初起皆热蕴结于下焦,肾与膀胱气化不利所致,属实证,病久湿热耗伤脾肾,则转为虚证。淋证是指小便频数短涩,滴沥刺痛,小腹胀迫疼痛的病证。可见于西医学中的急慢性泌尿系感染、结石、结核、急慢性前列腺炎、乳糜尿等疾病。

癃闭是指排尿困难,甚至小便不通的病证。以小便不畅、点滴而出、病势较缓者为"癃";小便急迫、欲解不出、闭塞不通、病势较急者为"闭",一般多合称"癃闭"。相当于西医学中的尿潴留及无尿症。

赤白浊,指小便排尿如常,但尿液混浊的疾病。白浊,指小便色白如米泔,凝如膏脂。赤浊,指小便混浊而色赤。可见于西医学的乳糜尿、磷酸盐尿以及泌尿系的炎症、结核、肿瘤等疾病。

遗精,是指精液自泄的病证。其中,有梦而遗者,叫"梦遗";无梦而遗,甚至清醒时精液自出者,称"滑精"。可见于西医学的神经衰弱、前列腺炎、精囊炎等疾病。

【方剂应用举例】五淋汤出自《鸡峰》,方中用山栀子、赤茯苓治心肺,以通上焦之气,而五志火清;当归、白芍滋肝肾,以安下焦之气,而五脏阴复;甘草调中焦之气,而阴阳分清,则太阳之气自化,而膀胱之水洁;灯心草以降心火,通阴窍,则水火既济,而病自愈。通治五淋、癃闭、赤白浊等证。

【组成】赤茯苓9克、白芍9克、山栀子9克、当归9克、甘草4.5克、灯心草3克。水煎服。

【加减】气淋,少腹胀满较为明显,小便艰涩疼痛,尿有余沥者,加沉香(后下)3克、香附6克、郁金9克;血淋或血精,见溺血而痛者,加血余炭6克、牛膝9克、桃仁9克、川芎6克、生地12克;膏淋,淋证而见小便浑浊如米泔水或凝如脂膏者,加萆薢12克、海蛤粉(冲服)6克、石菖蒲6克;石淋,小便排出砂石为主证者,加金钱草15克、海金沙(布包)9克、琥珀末(冲服)3克;热淋,小便灼热刺痛为主证者,加蒲黄9克、滑石(布包)12克;因房劳伤肾者,加菟丝子12克、枸杞9克、肉苁蓉9克;因思劳伤心者,加柏子仁9克、丹参9克;因劳倦伤脾者,加党参12克、山药12克、白术9克、茯苓18克;小便点滴不通者,加麻黄(夏月用紫苏、防风代)9克、杏仁9克。

疝气第十九(瘿瘤附)

疝任病　归厥阴

释义

经云:任脉为病,外结七疝,女子带下瘕聚。丹溪专治厥阴者,以肝主筋,又主痛也。疝之发生,大致由阴寒凝聚、水湿停留、肝气郁滞、气滞血瘀等原因,客于肝经所致;或先天不足,后天过劳,而致气虚下陷,失于统摄而成。

寒筋水　气血㿗

释义

寒疝、水疝、筋疝、气疝、血疝。

狐出入　㿉顽麻

释义

狐疝:卧则入腹,立则出腹。㿉疝:大如升斗,顽麻不痛。

专治气　景岳箴

释义

景岳云:疝而曰气者,病在气也。寒有寒气,热有热气,湿有湿气,逆有逆气,俱当兼用气药也。寒凝气滞者可服成药茴香橘核丸,每次6~9克,一日2次,温开水送服。

五苓散　加减斟

释义

《别录》以此方加川楝子、木通、橘核、木香,通治诸疝。

茴香料　著医林

释义

三层茴香丸治久疝,虽三十年之久,大如栲栳,皆可消散。寒疝及寒湿所致的小腹疼痛者可服成药三层茴香丸,每次9克,一日2次,温开水送服。

痛不已　须洗淋

释义

阴肿核中痛,《千金翼》用雄黄30克、矾石60克、甘草21克,水一斗,煮二升洗之,如神。

瘿瘤病　肝郁证

释义

瘿瘤是指颈部出现肿块,相当于西医学中单纯性甲状腺肿和甲状腺功能亢进症。初起多属实,以肝气郁结为主,进而可化火生痰,久则会见火郁伤阴等变化。痰气郁结证可服成药消瘿丸,每次1丸,一日3次,温开水送服。火郁伤阴证可服成药知柏地黄丸,每次8粒,一日2次;加服夏枯草膏,每次9克,一日2次,均温开水送服。

【编者按】疝气,是指小腹睾丸为肿为痛的一类疾病。

寒疝、狐疝相当于西医学的可复性腹股沟斜疝,水疝相当于睾丸鞘膜积液,筋疝相当于精索静脉曲张,气疝相当于难复性腹股沟斜疝,血疝相当于阴囊血肿,癞疝相当于阴囊象皮肿等。

瘿瘤发病多缘于郁怒伤肝,肝失疏泄,气机不畅,故附加本章。

【方剂应用举例】加味补中益气汤(自拟方)。方中徐长卿辛温,行散温通,祛寒除湿,活血止痛,为君药;补中益气汤补中益气,升阳举陷,其中陈皮易橘核,引药入所,为臣药;丹皮和血散瘀,威灵仙温散通利,血余炭养阴通便,共为佐使药。诸药配合,温通、益气、举陷、导下四法兼备,灵活加减,可治各种疝气和术后调理。

【组成】徐长卿(后下)30克、黄芪(蜜炙)24克、党参12克、白术9克、炙甘草6克、当归9克、升麻(醋炒)6克、柴胡(醋炒)6克、橘核9克、丹皮9克、威灵仙9克、血余炭6克。水煎温服。

【加减】寒凝气滞,少腹睾丸肿痛者,加乌药9克、小茴香9克、赤芍6克、吴茱萸6克、生姜9克;阴囊肿满而痛者,加青皮6克、佛手15克、炒延胡索9克;寒湿凝聚,浸渍阴囊者,加猪苓6克、泽泻6克、茯苓6克、肉桂3克;气滞血结,阴囊肿硬者,加三棱6克、莪术6克、益母草15克;神疲乏力,腰膝酸软者,加枸杞9克、淫羊藿9克、巴戟天9克、山药12克。

消渴第二十

消渴症　津液干

释义

口渴不止为上消，治以人参白虎汤。食入即饥为中消，治以调胃承气汤。饮一溲一小便如膏为下消，治以肾气丸。其实皆津液干之病也，赵养葵变其法。

七味饮　一服安

释义

赵养葵云：治消症无分上、中、下，但见大渴、大躁，须六味丸料480克、肉桂30克、五味子30克，水煎六七碗，恣意冷冻饮料之，睡熟而渴如失矣。白虎、承气汤皆非所治也。阴虚证可服成药六味地黄丸，每服8粒，一日2次，温开水送服。

金匮法　别三般

释义

能食而渴者，重在二阳论治。以手太阳主津液，足太阳主血也。饮一溲一者，重在少阴论治。以肾气虚不能收摄，则水直下趋，肾气虚不能蒸动，则水不能上济也。不能食而气冲者，重在厥阴论治。以一身中唯肝火最横，燔灼无忌，耗伤津液,而为消渴也。《金匮》论消渴,开口即揭此旨,以补《内经》之未及,不必疑其错简也。

二阳病　治多端

释义

劳伤荣卫,渐郁而为热者,炙甘草汤可用,喻嘉言清燥汤即此汤变甘温为甘寒之用也。热气蒸胸者,人参白虎汤可用,《金匮》麦门冬汤即此汤变甘寒而为甘平之用也。消谷大坚者,麻仁丸加甘草、人参、当归可用,妙在滋液之中攻其坚也。盖坚则不能消水,如以水投石,水去而石自若也。消症属火,内郁之火本足以消水,所饮之水本足以济渴。只缘胃中坚燥,全不受水之浸润,转从火热之势,急走膀胱,故小便愈数而愈坚,愈坚而愈消矣。此论本喻嘉言,最精。胃热炽盛证可用黄连1克、天花粉3克,沸水泡服,代茶饮,一日1次。肺热津伤证可服成药消渴丸,每服6~10粒,一日2次,温开水送服;大便干结时配服麻仁丸,每服6克,一日2次,米汤水送服。

少阴病　肾气寒

释义

饮水多小便少名上消,食谷多而大便坚名食消,亦名中消,上中二消属热。唯下消症饮一溲一,中无火化,可知肾气之寒也,故用肾气丸。阴阳两虚证可服成药金匮肾气丸,每服8粒,一日2次,温开水送服。

厥阴症　乌梅丸

释义

方中甘、辛、苦、酸并用。甘以缓之,所以遂肝之志也。辛以散之,所以悦肝之神也。苦以降之,则逆上之火顺而下行矣。酸以收之,以还其曲直作酸之本性,则率性而行所无事矣。故此丸为厥阴症之总剂。治此症除此丸外,皆不用苦药,恐苦从火化也。寒热错杂、气血虚弱证可服成药乌梅丸,每服6克,一日2次,温开水送服。

变通妙　燥热餐

释义

有脾不能为胃行其津液,肺不能通调水道而为消渴者,人但知以清润治之,而不知脾喜燥而肺恶寒。试观泄泻者必渴,此因水津不能上输而惟下泄而。以燥脾之药治之,水液上升即不渴矣。余每用理中丸汤倍白术加瓜蒌根,神效。

【编者按】消渴是指口渴多饮、多食善饥、小便量多或消瘦无力为主症的病证。多见于西医学中的糖尿病、尿崩症、精神性多饮多尿症等疾病。如今,糖尿病典型的"三多一少"(多饮、多食、多尿、体重减少)症状似乎已不多见,而六大奇征(手足挛缩、瞳孔变小、跟腱反射减弱、排尿困难、阳痿、女性上身肥胖)异常突出。

【方剂应用举例】六味地黄丸方出自《小儿药证直诀》。方中以熟地滋阴补肾,为君药;山茱萸补肝肾而涩精、山药健脾益肾,固精缩尿,共为臣药;泽泻泄肾浊,丹皮清肝火,茯苓渗脾湿,共为佐药。六药合成三补三泻,使方收中有散,补中有泻,补而不滞,大补元阴。

【组成】熟地黄24克,山茱萸12克,山药12克,茯苓9克,丹皮9克,泽泻9克。水煎服。亦可按原方比例酌加,共为细末,水泛为丸,每服8粒,日服2~3次。

【加减】消渴初起,多属燥热,病和较长者,则阴虚与燥热互见;病久则阴虚为主,兼见气阴两虚或阴阳两虚。宜每次服8粒六味地黄丸,同6克执中运四旁散合服,一日2~3次,温开水送服。执中运四旁散(自拟方)即黄芪100克、丹参100克、五味子100克、三七100克、鸡内金100克、芡实100克、天花粉100克、莲子100克、桑螵蛸100克、肉桂100克,共为末。两药同服,滋阴益肾,益气生津,健脾和血,助阳固精,止渴缩尿。

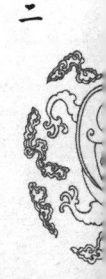

痰饮第二十一

痰饮源　水气作

释义

水气上逆,得阳煎熬则稠而成痰,得阴凝聚则稀而成饮。然水归于肾,而受制于脾,治者必以脾肾为主。

燥湿分　治痰略

释义

方书支离不可听。只以燥湿为辨,燥痰宜润肺,湿痰宜温脾,握要之法也。宜参之《虚痨》、《咳嗽》等篇。或老痰宜王节斋化痰丸,实痰怪症宜滚痰丸之类。顽痰壅塞,胸膈痞胀,神志迷蒙,大便秘结,宜礞石滚痰丸,每次6克,一日2次,温开水送服。痰饮留伏,臂痛难举,手足不得转动,宜指迷茯苓丸,每次9克,一日2次,温开水送服。风寒感冒伴咳嗽痰多者可服成药午时茶冲剂或荆防颗粒冲剂,每次1包,一日2~3次,开水冲服。身体虚弱又感风寒咳嗽痰多者可服成药参苏理肺丸,每次9克,一日2次,姜汤水送服。风热感冒伴咳嗽痰多可服成药桑菊感冒冲剂或板蓝根冲剂,每次1包,一日2~3次,开水送服;或羚羊感冒片,每次4~6片,一日2~3次,温开水送服。痰热咳嗽,痰多可服成药橘红丸,每次6克,一日2次,温开水送服。

四饮名　宜斟酌

释义

《金匮》云：其人素盛今瘦，水走肠间，沥沥有声，谓之痰饮。注：即今之久咳痰喘是也。饮后水流在胁下，咳唾引痛，谓之悬饮。注：即今之停饮胁痛症也。饮水流行，归于四肢，当汗出而不汗出，身体疼重，谓之溢饮。注：即今之风水、水肿症也。咳逆倚息，气短不得卧，其形如肿，谓之支饮。注：今之停饮喘满不得卧症也。又支饮，偏而不中正也。

参五脏　细量度

释义

四饮犹未尽饮邪之为病也，凡五脏有偏虚之处，而饮留之。言脏不及腑者，腑属阳，在腑则行矣。《金匮》曰：水在心，心下坚筑短气，恶水不欲饮。水在肺，吐涎沫欲饮水。水在脾，少气身重。水在肝，胁下支满，嚏而痛。水在肾，心下悸。

补和攻　视强弱

释义

宜补、宜攻、宜和，视乎病情，亦视乎人之本体强弱而施治也。

十六方　各凿凿

释义

苓桂术甘汤、肾气丸、甘遂半夏汤、十枣汤、大青龙汤、

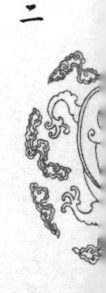

小青龙汤、木防己汤、木防己加茯苓芒硝汤、泽泻汤、厚朴大黄汤、葶苈大枣泻肺汤、小半夏汤、己椒葶苈丸、小半夏加茯苓汤、五苓散、《外台》茯苓饮。

温药和　博返约

释义

《金匮》云：病痰饮者，当以温药和之。忽揭出温药和之四字，即金针之度也。盖痰饮，水病也，水归于肾，而受制于脾；欲水由地中行而归其壑者，非用温药以化气不可也；欲水不泛溢而筑以堤防者，非用温药以补脾不可也。如苓桂术甘汤、肾气丸、小半夏汤、五苓散之类，皆温药也。即如十枣汤之十枚大枣，甘遂半夏汤之半升白蜜，木防己汤之参、桂，葶苈汤之大枣，亦寓温和之意。至于攻下之法，不过一时之权宜，而始终不可离温药之旨也。张锡纯所立一味莱菔子汤顺气开郁除满、化气祛痰饮（生升强、炒降强）甚妙。

阴霾除　阳光灼

释义

饮为阴邪，必使离照当空，而群阴方能退散。余每用参苓术附加生姜汁之类取效。

滋润流　时医错

释义

方中若杂以地黄、麦冬、五味附和其阴，则阴霾冲逆肆空，饮邪滔天莫救矣，即肾气丸亦宜慎用。

真武汤　水归壑

释义

方中以茯苓之淡以导之,白术之燥以制之,生姜之辛以行之,白芍之苦以泄之,得附子本经之药,领之以归其壑。

白散方　窥秘钥

释义

《三因》白散之妙,喻嘉言解之甚详。见于《医门法律·中风门》。

【编者按】痰饮是指体内水液输布运化失常,停积于某些部位的一类病证。有形的痰饮咳吐可见,无形的痰饮从症测之。较黏稠的叫痰,较清稀的称为饮。痰可分为寒痰、湿痰、热痰、风痰、燥痰等;饮有四,即痰饮、悬饮、溢饮、支饮。痰饮可见于西医学的慢性支气管炎、支气管哮喘、渗出性胸膜炎、慢性胃炎、心力衰竭、肾炎水肿等疾病。

【方剂应用举例】

1.二陈汤出自《太平惠民和剂局方》,方中半夏燥湿化痰,和胃止呕,为君药;陈皮理气健脾,燥湿化痰为臣药,茯苓健脾渗湿为佐药,甘草和中补脾,调和诸药为使药。诸药合用,有燥湿化痰,理气和中之效。痰饮诸方,以二陈汤为通剂。

(1)组成　半夏9克、陈皮6克、茯苓9克、炙甘草4.5克。加生姜3片,水煎服。

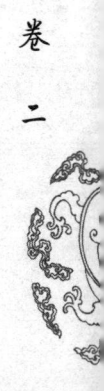

(2)加减 久嗽气短者,加桂枝4.5克、白术6克,此从水道以化气也,或与肾气丸互服;停饮胁痛者,加白芥子4.5克、前胡6克;四肢肿,身体疼重者,加生黄芪9克、防己6克;咳逆倚息,气短不得卧者,加木防己9克、桂枝4.5克、人参4.5克,水煎好,入芒硝2.4克服;心下有支饮,其人若眩晕者,加泽泻12克、白术6克;咳嗽不已者,加干姜6克、细辛3克、五味子6克;火痰者,加瓜蒌仁9克、黄芩6克;老痰者,加海蛤粉(冲服)3克、海石9克;寒痰者,加干姜6克、附子6克;风痰者,加制南星3克、天麻6克、竹沥9克、姜汁6克;燥痰者,加天冬9克、玉竹9克、瓜蒌仁6克;湿痰者,加白术9克、苍术9克、厚朴6克;郁痰者,加川芎6克、贝母6克、香附9克、连翘6克;虚痰者,加党参9克、白术9克;实痰者,加旋复花(布包)9克、枳实6克;食痰者,加莱菔子(炒)6克、焦山楂6克、焦麦芽6克;痰热上扰,虚烦惊悸不眠,眩晕呕吐者,加竹茹6克、枳实6克。

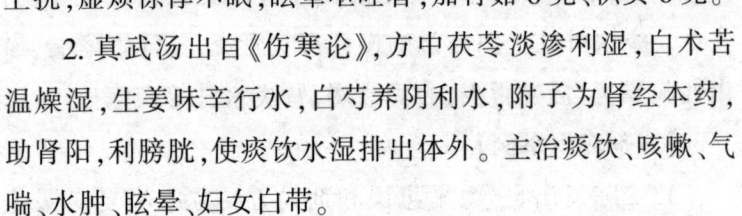

2. 真武汤出自《伤寒论》,方中茯苓淡渗利湿,白术苦温燥湿,生姜味辛行水,白芍养阴利水,附子为肾经本药,助肾阳,利膀胱,使痰饮水湿排出体外。主治痰饮、咳嗽、气喘、水肿、眩晕、妇女白带。

(1)组成 炮附子9克、茯苓9克、白术9克、白芍9克、生姜9克。水煎,分2次温服。

(2)加减 痰饮上泛所致之咳嗽,吐稀水泡沫痰者,去生姜,加干姜4.5克、五味子3克、细辛3克;气短,咳喘重者,加党参9克、杏仁9克、兼外感者,加麻黄1.5克。

伤寒温病第二十二

伤寒病　极变迁

释义

太阳主一身之表，司寒水之经。凡病自外来者，皆谓伤寒，非寒热之变也。变迁者，或三阳、或三阴、或寒化、或热化，及转属、合并之异。

六经法　有真传

释义

太阳寒水，其经主表，编中备发汗诸法。阳明燥金，其经主里，编中备攻里诸法。少阳相火，其经居表里之界，所谓阳枢也，编中备和解诸法。太阴湿土，纯阴而主寒，编中备温补诸法。少阴君火，标本寒热不同，所谓阴枢也，编中寒热二法并立。厥阴风木，木中有火而主热，编中备清火诸法。虽太阳亦有里证，阳明亦有表证，太阴亦有热症，厥阴亦有寒症，而提纲却不在此也。

头项病　太阳编

释义

三阳俱主表，而太阳为表中之表也。论以头痛、项强、发热、恶寒为提纲，有汗宜桂枝汤，无汗宜麻黄汤。

胃家实　阳明编

释义

阳明为表中之里,主里实症,宜三承气汤。论以胃家实为提纲。又鼻干、目痛、不眠为经病。若恶寒、头痛,为未离太阳。审其有汗、无汗,用桂枝、麻黄法。无头痛、恶寒,但见壮热、自汗、口渴,为已离太阳,宜白虎汤。仲景提纲不以此者,凡解表诸法求之太阳,攻里诸法求之阳明,立法之严也。

眩苦呕　少阳编

释义

少阳居太阳阳明之界,谓之阳枢,寒热相杂。若寒热往来于外,为胸胁满烦,宜大小柴胡汤。若寒热互搏于中,呕吐腹痛,宜黄连汤。痞满呕逆,宜半夏泻心汤。拒格食不入,宜干姜黄连人参汤。若邪全入于胆府,下攻于脾为自利,宜黄芩汤。上逆于胃,利又兼呕,宜黄芩加半夏生姜汤。论以口苦、咽干、目眩为提纲。

吐利痛　太阴编

释义

太阴湿土,为纯阴之脏,从寒化者多,从热化者少,此经主寒症而言,宜理中汤、四逆汤为主,第原本为王叔和所乱耳。论以腹中满、吐食、自利不渴、手足自温、腹时痛为提纲。

但欲寐　少阴编

释义

少阴居太阴厥阴之界,谓之阴枢,有寒有热。论以脉微细、但欲寐为提纲。寒用麻黄附子细辛汤、麻黄附子甘草汤及白通汤、通脉四逆汤。热用猪苓汤、黄连鸡子黄汤及大承气汤诸法。

吐蛔渴　厥阴编

释义

厥阴,阴之尽也。阴尽阳生,且属风木,木中有火,主热症而言。论以消渴、气上冲心、心中疼热、饥不欲食、食则吐蛔、下之利不止为提纲,乌梅丸主之。自利下重饮水者,白头翁汤主之。凡一切宜发表法,备之太阳。一切宜攻里法,备之阳明。一切宜和解法,备之少阳。一切宜温补法,备之太阴。一切宜寒凉法,备之厥阴。一切寒热兼用法,备之少阴。此仲景《伤寒论》之六经与《内经·热病论》之六经不同也。

长沙论　叹高坚

释义

仰之弥高,钻之弥坚。

存津液　是真诠

释义

存津液是全书宗旨,善读书者,读于无字处。如桂枝汤甘温以解肌养液也；即麻黄汤直入皮毛，不加姜之辛热，枣之甘壅，从外治外，不伤营气，亦养液也；承气汤急下之，不使邪火灼阴，亦养液也；即麻黄附子细辛汤用附子以固少阴之根，令津液内守，不随汗涣，亦养液也；麻黄附子甘草汤以甘草易细辛，缓麻黄于中焦，取水谷之津而为汗，毫不伤阴，更养液也。推之理中汤、五苓散，必啜粥饮。小柴胡汤、吴茱萸汤皆用人参，何一而非养液之法乎？

汗吐下　温清悬

释义

在表宜汗，在胸膈宜吐，在里宜下。寒者温之，热者清之。

补贵当　方而圆

释义

虚则补之。合上为六法。曰方而圆者，言一部《伤寒论》全是活法。

规矩废　甚于今

释义

自王叔和而后，注家多误。然亦是非参半，今则不知《伤寒论》为何物，规矩尽废矣。

二陈尚　九味寻

释义

人皆曰二陈汤为发汗平稳之剂，而不知茯苓之渗，半夏之涩,皆能留邪生热,变成谵语、不便等症。人皆曰九味羌活汤视麻桂二汤较妥,而不知太阳病重,须防侵入少阴。此方中有芩、地之苦寒,服之不汗,恐苦寒陷入少阴,变成脉沉细但欲寐之症;服之得汗,恐苦寒戕伐肾阳,阳虚不能内固,变成遂漏不止之症。时医喜用此方,其亦知此方之流弊,害人匪浅也。

香苏外　平胃临

释义

香苏饮力量太薄,不能驱邪尽出,恐余邪之传变多端。平胃散为燥湿消导之剂,仲景从无燥药发汗之法。且外邪未去,更无先攻其内法。

汗源涸　耗真阴

释义

阴者,阳之家也。桂枝汤之芍药及啜粥,俱是滋阴以救汗源。麻黄汤之用甘草与不啜粥,亦是保阴以救汗源。景岳误认其旨,每用归、地,贻害不少。

邪传变　病日深

释义

治之得法,无不即愈。若逆症、坏症、过经不愈之症,皆误治所致也。

目击者　实痛心

释义

人之死于病者少,死于药者多。今行道人先学利口,以此药杀人,即以此药得名,是可慨也。

医医法　脑后针

释义

闻前辈云,医人先当医医。以一医而治千万人,不过千万人计耳。救一医便救千万人,救千万医便救天下后世无量恒河沙数人耳。余所以于医者脑后,痛下一针。

若温病　治相侔

释义

温病虽有从经络入、从口鼻入之分,而见证亦以六经为据,与伤寒同。《难经》中讲"伤寒有五,有中风,有伤寒,有湿温,有热病,有温病",伤寒者,病之总名也。伤寒与温病初起必由太阳而入,都从六经传变,所不同者,温病太阳病热变最迅,传变甚速。传少阳,则口苦,咽干,目眩;传阳明,则高热,自汗,心烦口渴,胃家实;邪热上扰神明,则高热烦躁,神昏谵语。传太阴,则腹中满,吐食,下利;传少阴,则脉微细,但欲寐或不得眠;传厥阴,则阴阳气不相顺接,手足逆冷,分蛔厥、热厥、气厥、血厥、寒厥、水厥、痰厥、脏厥。瘟疫是一类具有强烈传染性的温病,四时不正之气,及方土异气,病人秽气,感而成病,则为瘟疫。

通圣散　两解求

释义

仲师于太阳条,独挈出发热不恶寒而渴为温病,是遵《内经》人伤于寒,则为热病;冬伤于寒,春必病温;先夏至日为病温,后夏至日为病暑之三说也。初时用麻杏甘石汤,在经用白虎加人参汤,入里用承气汤及阳明太阴之茵陈蒿汤,少阴之黄连阿胶汤、猪苓汤,厥阴之白头翁汤等,皆其要药,究与瘟疫之病不同也。瘟疫之病,皆新感乖戾之气而发,初起若兼恶寒者,邪从经络入,用人参败毒散为匡正托邪法。初起若兼胸满口吐黄涎者,邪从口鼻入,用藿香正气散为辛香解秽法。唯防风通圣散面面周到,即初起未必内实,而方中之硝、磺,别有妙用,从无陷邪之害。若读仲师书死于句下者,闻之无不咋舌,而不知其有利无弊也。

寒温异　汗为尤

释义

伤寒初起寒束肌表,卫阳闭遏,宜辛温发表,发汗为要;温病初起邪犯肺卫,肺卫失宣,宜辛凉解表,取汗为要。因寒温泾渭分明,治法各异,但治则相同,都是顺势祛邪,给邪去路。伤寒、温病之治法始异而终同。

银翘类　义同流

释义

《温病条辨》中的银翘散、桑菊饮之类,如同《伤寒论》中的麻杏甘石汤为辛凉解表剂。

三宝者　达其由

释义

《伤寒论》用大承气汤治里热熏蒸,神明被扰之谵语,"痞、满、燥、实"有形之热结;白虎汤治"热、痉、昏、厥"无形之热毒,加连翘、羚羊角治高热神昏甚妙。《温病条辨》中安宫牛黄丸、至宝丹、紫雪丹"三宝"治高热神昏。

【编者按】《黄帝内经》创立了六经分证纲领,《伤寒论》继承了这个理论,完善了六经辨证论治理论体系,总结了一套系统的辨治法则,成为传世不朽之作。柯韵伯说:"仲景之六经为百病立法,不专为伤寒一种。"广泛指导外感热病和内伤杂病的治疗。《伤寒论》六经归纳了阴阳消长、邪正盛衰、表里寒热虚实变化、脏腑经络气机升降出入的六大动态证候。六经辨证的全过程,是指太阳、少阳、阳明、太阴、少阴、厥阴,它反映了外邪与正气这一对矛盾双方力量对比和病情变化的关系。邪胜正却则病进,邪气由表入里,由阳入阴。正胜邪衰则病退,可以不发生传变,或从阴转阳,因此阴阳消长是《伤寒论》六经辨证的实质。陈修园对仲师辨证论治法则高度总结,可谓义理谨严,字字如珍。认为温病与伤寒同,亦当用六经辨证。笔者为彰显伤寒与温病学说的传承关系,将后三句有所改动,收录了《温病条辨》中的方剂,并与《伤寒论》的方剂对照。其目的,点起真知灼见之火苗,熔伤寒与温病为一炉!

妇人经产杂病第二十三

妇人病　四物良

释义

与男子同,唯经前产后异耳。《济阴纲目》以四物汤加香附、炙草为主,凡经前产后,俱以此出入加减。妇女血虚气滞,月经不调,赤白带下,腰酸腹胀者可服成药调经养血丸,每服9克,一日2次,温开水送服。妇女血虚血滞,月经不调可服成药四物益母丸,每服9克,一日2次,温开水送服。

月信准　体自康

释义

经水一月一至,不愆其期,故名月信。经调则体自康。

渐早至　药宜凉

释义

血海有热也,宜加味四物汤,加续断、地榆、黄芩、黄连之类。肾虚血热,月经量多,月经先期者可服成药六味地黄丸或知柏地黄丸,每次8粒,一日3次,温开水送服。气血两亏,肝肾不足所致的月经不调,崩漏,带下病者可服成药安坤赞育丸,每次9克,一日3次,温开水送服。

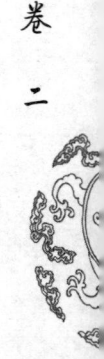

渐迟至　重桂姜

释义

血海有寒也,宜加味四物汤,加干姜、肉桂之类,甚加附子。寒凝血滞,月经量少,月经后期者可服成药艾附暖宫丸,每次9克,一日2次,温开水送服。气虚血寒所致的腹痛,痛经者可服成药温经丸,每次1丸,一日2次,温开水送服。

错杂至　气血伤

释义

经来或早或迟不一者,气血虚而经乱也,宜前汤加人参、白术、黄芪之类。妇女气血两虚,体弱无力,月经不调可服成药八珍益母丸,每服9克,一日2次,温开水送服。贫血衰弱,病后、产后血虚以及月经不调,痛经者可服成药当归调经冲剂,每次10克,一日2~3次,温开水送服。

治崩漏　固冲强

释义

冲脉不固,脾气虚衰,不能摄血,以致血崩,须用助气摄血之药,大补气血,益气固脱,宜固冲汤。气血不足,肝郁不舒,头晕目眩,月经不调,血漏血崩,贫血体弱及不孕者可服成药妇科养荣丸,每次8粒,一日3次,温开水送服。气血不足,虚劳咳嗽,食少遗精,腰膝无力,疮疡不敛,妇女崩漏可服成药十全大补丸,每次6克,一日3次,温开水送服。瘀血腹痛,崩漏者可服成药震灵丸,每次9克,一日2次,空腹温开水送服。月经过多,红崩者可服成药云南白药,每次0.25~0.5克,一日3次,温水送服。

脾虚湿　完带汤

释义

脾虚不运,不能胜湿,则湿气下陷,故成带下,治宜健脾益气,燥湿止带,稍佐舒肝之品,使脾健则运,水湿得化,则白带自愈,宜完带汤。气血两虚,身体瘦弱,腰膝酸软,月经不调,兼崩漏及带下者可服成药乌鸡白凤丸,每次9克,一日2次,温开水送服。湿热瘀阻所致的腹痛,带下病者可服成药妇科千金片,每次6片,一日3次,温开水送服。

归脾法　主二阳

释义

《内经》云:二阳之病发心脾,有不得隐曲,为女子不月,宜归脾汤。心脾两虚,气血两亏所致的月经不调、崩漏、带下病者可服成药归脾丸,每次8粒,一日3次,温开水送服。

兼郁结　逍遥长

释义

郁气伤肝,思虑伤脾,宜加味逍遥散。加味逍遥丸即丹栀逍遥丸,可在肝郁血热证时服,每次6克,一日3次,温开水送服。血虚气滞,月经不调,胸腹胀满,可服成药四制香

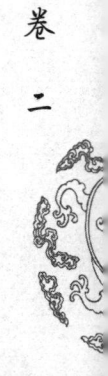

附丸,每次9克,一日2次,温开水送服。

种子者　即此详

释义

种子必调经,以归脾汤治其源,以逍遥散治其流,并以上诸法皆妙,不必他求。唯妇人体肥厚者,恐子宫脂满,另用二陈汤,加川芎、香附为丸。痰脂凝聚体质者,用6克川芎、6克香附煎汤冲服二陈丸,每次9克,一日2次。归脾丸、逍遥丸合服或交替服,二丸合用,补而不滞,行而不散,共收健脾养血,疏肝解郁,安神调经之功。归脾丸配逍遥丸,用徐长卿30克汤药冲服,可调经脉不行或不调,治多年不孕极妙。肾虚精亏所致的不孕、腰痛、尿后余沥者可服成药五子衍宗丸,每次6克,一日3次,温开水送服。

经闭塞　禁地黄

释义

闭寒脉实,小腹胀痛,与二阳病为女子不月者不同。虽四物汤为妇科所不禁,而经闭及积瘀实症,宜去地黄之濡滞,恐其护蓄,血不行也。加醋炒大黄6克、桂枝3克、桃仁3克,服五六剂。气血凝滞,小腹胀痛,经期腹痛者可服成药妇女痛经丸,每次50粒,一日2次,温开水送服。血瘀有寒引起的小腹胀痛,腰痛,月经不调,白带者可服成药少腹逐瘀丸,每次1丸,一日2~3次,温开水送服。

孕三月　六君尝

释义

得孕三月之内,多有呕吐、不食,名恶阻,宜六君子汤。俗疑半夏碍胎,而不知仲师惯用之妙品也。高鼓峰云:半夏合参术为安胎、止呕、进食之上药。一般妊娠恶阻可服生扁豆面10克,一日3次,饭前服,以姜汁米汤送服;较重妊娠恶阻服六君子丸,每服6克,一日2次,温开水送服。

安胎法　寒热商

释义

四物汤去川芎为主。热加黄芩、白术、续断,寒加艾叶、阿胶、杜仲、白术。大抵胎气不安,虚寒者多。庸医以胎火二字惑人,误人无算。妊娠气虚,腰酸腿痛,胎动不安,屡经流产者服保胎丸,每次9克,一日2次,温开水送服。

难产者　保生方

释义

横生倒产、浆水太早、交骨不开等症,宜保生无忧散。

开交骨　归芎乡

释义

交骨不开,阴虚故也,宜加味芎归汤。

血大下　补血汤

释义

胎,犹舟也。血,犹水也。水满则舟浮。血下太早,则干涸而胎阻矣,宜当归补血汤加附子9克。欲气旺则血可速生,且欲气旺而推送有力,加附子者取其性急,加酒所以速芪、归之用也。保生无忧散治浆水未行,此方治浆水过多,加味归芎汤治交骨不开。三方鼎峙,不可不知。

脚小指　艾火炀

释义

张文仲治妇人横产手先出,诸般服药不效,以艾火如小麦大,灸产妇右脚小指头尖,下火立产。

胎衣阻　失笑匡

释义

胎衣不下,宜以醋汤送失笑散9克,即下。

产后病　生化将

释义

时医相传云,生化汤加减,治产后百病。若非由于停瘀而误用之,则外邪反入于血室,中气反因以受伤,危症蜂起矣。慎之,慎之!产后恶露不行,小腹冷痛者可服成药生化丸,每次9克,一日3次,开水送服。

合诸说　俱平常

释义

以上相沿之套法,轻病可愈,治重病则不效。

资顾问　亦勿忘

释义

商治时不与众医谈到此法,反为其所笑。

精而密　长沙室

释义

《金匮要略》第二十卷、第二十一卷、第二十二卷,义精而法密。

妊娠篇　丸散七

释义

《妊娠篇》凡十方:丸散居七,汤居三。盖以汤者,荡也。妊娠以安胎为主,攻补俱不宜骤,故缓以图之,即此是法。

桂枝汤　列第一

释义

此汤表证得之为解肌和营卫,内症得之为化气调阴阳,今人只知为伤寒首方。此于《妊娠篇》列为第一方以喝醒千百庸医之梦,亦即是法。师云:妇人得平脉,阴脉小弱,其人渴不能食,无寒热,名妊娠,桂枝汤主之。注:阴搏阳别为有子，今反云阴脉弱小，是孕只两月，蚀下焦之气，不能作盛势也，过此则不然。妊娠初得，上下本无病，因子室有凝，气溢上下，故但以芍药一味固其阴气，使不得上溢。以桂、姜、甘、枣扶上焦之阳，而和其胃气，但令上焦之阳气充，能御相侵之阴气足矣。未尝治病，正所以治病也。成药桂枝颗粒，每服1包，一日3次，开水冲服。

附半姜　功超轶

释义

时医以半夏、附子坠胎不用，干姜亦疑其热而罕用之，而不知附子补命门之火以保胎，半夏和胃气以安胎，干姜暖土脏使胎易长。俗子不知。

内十方　皆法律

释义

桂枝汤治妊娠，附子汤治腹痛少腹如扇，茯苓桂枝丸治三月余漏下、动在脐上为癥痼，当归芍药散治怀妊腹中疗痛，干姜人参半夏丸治妊娠呕吐不止，当归贝母苦参丸治妊娠小便难，当归散妊娠常服，白术散妊娠养胎，方方超妙，用之如神。惟妊娠有水气、身重、小便不利、恶寒、起即头眩，用葵子茯苓散不能无疑。

产后篇　有神术

释义

共九方。

小柴胡　首特笔

释义

妊娠以桂枝汤为第一方,产后以小柴胡汤为第一方,即此是法。新产妇人有三病:一者病痓,二者病郁冒,三者大便难。产妇郁冒、脉微弱、呕不能食、大便反坚、但头汗出者,以小柴胡汤主之。产妇郁闷昏冒或血虚昏厥者可服成药小柴胡颗粒,每次2包,一日3次,温开水送服。

竹叶汤　风痓疾

释义

《金匮》云:产后中风、发热、面正赤、喘而头痛,竹叶汤主之。钱院使注云:中风之下,当有病痓者三字。按:庸医于此症,以生化汤加姜、桂、荆芥、益母草之类,杀人无算。产后肾虚,四肢疼痛可服猪肾汤:猪肾一具、糯米50克、当归15克、知母10克、白芍15克、葱白7个,以水3碗,煮取1碗,一次服。

阳旦汤　功与匹

释义

即桂枝汤增桂加附子,《活人》以桂枝汤加黄芩者误也。风乘火势,火借风威,灼筋而成痓,宜竹叶汤。若数日之久,恶寒症尚在,则为寒风,宜此汤。二汤为一热一寒之对子。师云:产后风续续数十日不解,头微痛、恶寒、时时有热、心下闷、干呕、汗出虽久,阳旦证续在者,可与阳旦汤。

产后寒湿及阳虚痹可服附片羊肉汤：羊肉500克、附片(布包)7.5克、生姜12.5克、葱12.5克、胡椒1.5克、食盐2.5克、水5碗，煮取2碗，温服1碗，一日2碗。

腹痛条　须详悉

释义

此下八句，皆言腹痛不同，用方各异。

羊肉汤　疠痛谥

释义

疠痛者，痛之缓也，为虚症。

痛满烦　求枳实

释义

满烦不得卧，里实也，宜枳实芍药散。二味无奇，妙在以麦粥下之。

著脐痛　下瘀吉

释义

腹中有瘀血，着于脐下而痛，宜下瘀血汤。凡妇人经、胎、产之疾属瘀血阻滞胞宫者，皆可用桂枝茯苓丸祛瘀消癥。应用本方的要点是：妇人腹宿有包块，腹痛拒按，或下血色晦暗而有瘀块，舌质紫暗，脉沉涩；本方最初广泛应用于治疗因包块引起的妊娠胎动不安，现代常用于妇女月经不调、闭经、痛经、子宫内膜炎、附件炎、子宫肌瘤、卵巢囊肿等属瘀血阻滞者。桂枝茯苓丸,每次1丸,一日1~2次,温开水送服。

痛而烦　里热窒

释义

小腹痛虽为停瘀,而不大便、日晡烦躁、谵语,非停瘀专症也。血因热裹而不行,非血自结于下,但攻其瘀而可愈也。《金匮》以大承气汤攻热。

攻凉施　毋固必

释义

攻有大承气汤,凉有竹皮大丸、白头翁加甘草阿胶汤。《金匮》云:病解能食,七八日更发热者,此为胃实,大承气汤主之。又云:妇人乳中虚,烦乱呕逆,安中益气,竹皮大丸主之。又云:产后下利虚极,白头翁加甘草阿胶汤主之。读此,则知丹溪产后以大补气血为主,余以末治之说,为大谬也。

杂病门　还熟读

释义

《金匮》云:妇人之病,以因虚、积冷、结气六字为纲,至末段谓千变万端,总出于阴阳虚实。而独以弦紧为言者,以经阻之始,大概属寒,气结则为弦,寒甚则为紧,以此为主,而参之兼脉可也。

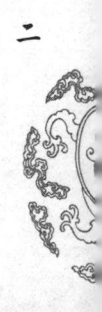

二十方　效俱速

释义

《金匮》妇人杂病篇中有 20 个方剂,疗效都很迅速。

随证详　难悉录

释义

这些方剂的适应证在原书中有详细说明,这里不再一一列举。

唯温经　带下服

释义

十二癥、九痛、七害、五伤、三痼共三十六种。因经致病,统名曰带下,言病在带脉,非近时赤白带下之说也。温经汤治妇人年五十,前阴下血,暮发热,手掌烦热,腹痛,口干云云。其功实不止此也。

甘麦汤　脏躁服

释义

《金匮》云:妇人脏躁,悲伤欲哭,如神灵所作,数欠伸,甘麦大枣汤主之。

药到咽　效可卜

释义

闽中诸医,因余用此数方奇效,每缮录于读本之后,亦医风之将转也。余日望之。

道中人　须造福

释义

医道中的人,应好好研究和掌握经验,更好地为患者祛病谋福。

【编者按　方剂应用举例】

1. 桂枝汤为伤寒首方,也是妊娠第一方。方中桂枝、生姜与大枣、甘草辛甘化阳,白芍与大枣、甘草酸甘化阴,桂枝、生姜和胃降逆止呕,大枣健脾开胃,甘草调和诸药。合用则通血脉,驱寒邪,解肌热,缓挛急,为安内攘外,建立中气,调和营卫之要方。辨证要点:头痛、项强、发热、恶风寒、自汗、脉浮缓,兼症身痛、鼻鸣、干呕等。

(1)组成　桂枝9克、白芍9克、炙甘草6克、生姜9克、大枣4枚。水煎服。服后喝开水或少量热稀粥,冬季可加被取温,以助药力,使病人微微汗出,鼓邪外解,但不可大汗淋漓,以防过汗伤阳损阴。

(2)加减　气虚自汗、盗汗、浮肿、小便不利者,加黄芪15克、党参12克;恶寒较重者,应适量减少大枣及白芍的用量,加防风12克、荆芥12克;身热较重者,应加薄荷(后下)6克、柴胡12克;严重恶心呕吐者,重用生姜,加陈皮6克、砂仁(后下)3克;胸闷烦躁较重者,加紫苏9克、淡豆豉6克;颈痛及周身疼痛严重者,加羌活9克、葛根12克;关节剧痛、冷汗多者,加炮附子9克、白术9克;胸满腹胀、咳嗽、喘息、痰多者,加厚朴6克、杏仁9克;阵发性腹痛,时

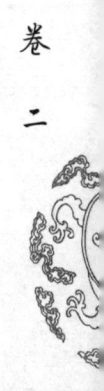

发时止者,倍用白芍;持续性腹痛,拒按便秘者,倍用白芍、加大黄6克;手足逆冷,妇女月经后期者,加细辛3克、吴茱萸3克、当归9克、鸡血藤30克;面白形瘦,易汗梦交者,炙甘草易甘草,加龙骨9克、牡蛎9克。

2. 温经汤出自《金匮要略》,方中吴茱萸、桂枝温经散寒,通利血脉为君,当归、川芎、白芍、丹皮养血祛瘀为臣;阿胶、麦冬养阴润燥;党参、甘草益气健脾;半夏、生姜降逆温中为佐,甘草调和诸药为使。十二味药,以温为主,温中有养,有清,又有补气健中和滋阴养血,寒热并用,但重点旨在"血得温则行",妙用温养之药而不攻瘀,通过温通以使瘀血去,新血生,血脉通利,诸症自愈。温经汤在临床治疗妇女之病颇多,凡冲任虚寒兼有瘀血阻滞的病证皆可应用,为主治月经不调、崩漏、不孕的祖方。辨证要点:月经不调,小腹冷痛,经来有血块,时发烦热,舌质暗红,脉细涩。

(1)组成　吴茱萸9克、当归6克、川芎6克、白芍6克、党参6克、桂枝6克、阿胶(烊化冲服)6克、丹皮6克、麦冬15克、半夏7.5克、生姜6克、甘草6克。水煎,分3次温服。

(2)加减　小腹冷痛者,去丹皮、麦冬,加艾叶9克,或以肉桂易桂枝,以增强散寒止痛作用;气滞胀满者,加香附6克、乌药6克,以理气消胀;漏下色淡不止者,去丹皮,加艾叶9克、炮姜6克,以温经止血;气虚甚者,加黄芪15克、白术9克,以益气健脾;傍晚发热甚者,加银柴胡9克、地骨皮9克,以清虚热。

3. 四物汤出自《太平惠民和剂局方》，方中熟地滋阴补血为君药；当归补血养肝为臣药；白芍养血柔肝，敛阴止痛；川芎和血祛瘀，行气止痛，共为佐使药。诸药合用，动静结合，有补血和血，活血调经之效，既可补血，又能行血中之滞，故用于血虚血滞之证，为补血活血的基础方。妇女月经不调，痛经尤为多用。

(1) 组成　当归12克、熟地15克、白芍(酒炒)9克、川芎6克。水煎空心热服。

(2) 加减　气虚者，加党参9克、黄芪9克；瘀血者，加桃仁9克、红花6克、白芍易赤芍；血虚有寒者，加肉桂(后下)3克、炮姜6克；血虚有热者，加黄芩6克、山栀子9克、丹皮9克、熟地易生地；用以行血，则以白芍易赤芍、加郁金9克；用以止血，则去川芎加阿胶(烊化冲服)6克、棕榈炭9克；腹痛甚者，可倍用白芍；血虚血滞之痛经，而见经色淡，行经不畅，小腹疼痛，可加香附6克、炙甘草4.5克、延胡索9克；血虚头痛、头晕可加白芷6克、藁本6克、钩藤9克。

本方加人参、黄芪，名圣愈汤，适用于月经先期而至，量多色淡，四肢乏力，体倦神衰者。

本方加桃仁、红花，名桃红四物，适用于瘀血阻滞，月经不调，经行腹痛或有血块，色紫暗者。

本方加四君子汤，名八珍汤，适用于气血两虚的病证。再加黄芪、肉桂，即十全大补汤，适用于气血两虚或偏虚寒者。

本方加桂枝、炙甘草、生姜、大枣，名桂枝四物汤，适用于妇人经来，外感风寒，发热有汗者。

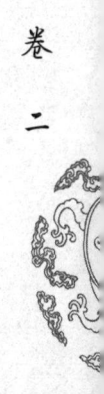

本方加阿胶、艾叶、甘草,名胶艾四物汤,适用于小腹疼痛,月经过多,或妊娠下血,胎动不安,或产后下血,淋漓不断。四物汤加阿胶、艾叶、甘草,可阳中生阴,阴中生阳,稳定中土,为治妇女崩漏及安胎的要方。

本方去熟地,加白术、黄芩,名当归散,适用于妇女血虚有热,胎动不安者。

本方去熟地,倍用白芍,加白术、茯苓、泽泻,名当归芍药散,适用于妇女妊娠血虚,水湿停滞,中气不运之慢性腹痛者。

4. 甘麦大枣汤出自《金匮要略》,方中小麦者,肝之谷也。其色赤,得火色而入心;其气寒,乘水气而入肾,其味甘,具土味而归脾胃;又合甘草、大枣之甘,妙能联合上下水火之气,而交会于中土也。妇人脏躁,悲伤欲哭,如神灵所作,数欠伸。脏躁不必拘于何脏,乃脏阴虚而火乘之,与心、肝、脾、肺、肾五脏均有关的神志疾患,以甘麦大枣汤主之。

(1)组成　甘草9克、小麦48克、大枣10枚。水煎,分3次温服。

(2)加减　阴虚明显者,合用百合地黄汤;肝郁化火者,合用酸枣仁汤;心神不安甚者,合服磁朱丸。

小儿第二十四

小儿病　多伤寒

释义

喻嘉言曰：方书谓小儿八岁以前无伤寒，此胡言也。小儿不耐伤寒，初传太阳一经，早已身强、多汗、筋脉牵动、人事昏沉，势已极于本经，误药即死，无由见其传经，所以谓其无伤寒也。俗云惊风皆是。

稚阳体　邪易干

释义

时医以稚阳为纯阳，生死关头，开手便错。

凡发热　太阳观

释义

太阳主身之表，小儿腠理未密，最易受邪。其症头痛、项强、发热、恶寒等小儿不能自明，唯发热一扪可见。体虚易感风邪者可服成药玉屏风颗粒，按年龄大小折算服用。风寒感冒证可服成药风寒感冒冲剂，按年龄大小折算服用。风热感冒证可服成药小儿感冒颗粒，按年龄大小折算服用。风寒咳嗽证可服成药止咳宁嗽胶囊，按年龄大小折算服用。痰热咳嗽证可服成药复方鲜竹沥液或百咳静糖浆按年龄大小折算服用。

热未已　变多端

释义

喻嘉言曰：以其头摇手动也，而立抽掣之名；以其卒口噤、脚挛急也，而立目斜、心乱、搐搦之名；以其脊强背反也，而立角弓反张之名；造出种种不通名目，谓为惊风。而用攻痰、镇惊、清热之药，投之立死矣。不知太阳之脉起于目内、上额交巅入脑、还出别下项、夹脊抵腰中，是以见上诸症。当时若以桂枝汤照法服之，则无余事矣。过此失治，则变为痉症。无汗用桂枝加葛根汤，有汗用桂枝加瓜蒌根汤，此太阳而兼阳明之治也。抑或寒热往来，多呕，以桂枝汤合小柴胡汤或单用小柴胡汤，此太阳而兼少阳之治也。

太阳外　仔细看

释义

喻嘉言云：三日即愈为贵，若待经尽方解，必不能耐矣。然亦有耐得去而传他经者，亦有实时见他经之症者，宜细认之。

遵法治　危而安

释义

遵六经提纲之法而求之，详于《伤寒论》。

若吐泻　求太阴

释义

太阴病以吐食、自利、不渴、手足自温、腹时痛为提纲，以理中汤主之。伤食证可服成药大山楂丸或加味保和丸，按年龄大小折算服用。脾胃虚弱证可服成药小儿健脾丸或健脾消食片，按年龄大小折算服用。寒泻证成药可服成药小儿健脾止泻丸或用小儿腹泻贴，按说明使用。热泻证可服成药小儿泻痢片，按年龄大小折算服用。脾虚泻证可服成药补脾益肠丸或小儿启脾丸，按年龄大小折算服用。脾胃虚弱所致的厌食，易反复外感，营养不良者可服成药复方黄芪健脾口服液，按年龄大小折算服用。实秘证可服成药麻仁润肠丸，按年龄大小折算服用。虚秘证可服成药便秘通，按年龄大小折算服用。

吐泻甚　变风淫

释义

吐泻不止，则土虚而木邪乘之。《左传》云：风淫末疾。末，四肢之末也。即抽掣挛急之象。

慢脾说　即此寻

释义

世谓慢脾风多死，而不知即太阴伤寒也。有初时即伤于太阴者，有渐次传入太阴者，有误用神曲、麦芽、山楂、萝卜子、枳壳、葶苈、大黄、瓜蒌、胆南星等药陷入太阴者。既入太阴,其治同也。如吐泻后,冷汗不止,手足厥逆,理中汤加入附子,或通脉四逆汤、白通汤佐之,此太阴而兼少阴之治也。如吐泻手足厥冷、烦躁欲死、不吐食而吐涎沫,服理中汤不应,宜吴茱萸汤佐之,此太阴而兼厥阴之治也。若三阴热化之证,如太阴腹时痛时止,用桂枝加芍药汤。大便实而痛,用桂枝加大黄汤。少阴之咳而呕渴,心烦不得眠,宜猪苓汤。心中烦、不得卧,宜黄连阿胶汤。厥阴之消渴、气冲、吐蛔、下利,宜乌梅丸。下利后重、喜饮水,用白头翁汤等症亦间有之。熟《伤寒论》者自知,而提纲不在此也。因吐泻伤脾,脾胃虚寒而致的小儿慢脾风可服成药理中丸,按年龄大小折算服用。因热入心包,痰热蒙闭所致的小儿惊厥可服成药牛黄清心丸,按年龄大小折算服用。

阴阳证　二太擒

释义

三阳独取太阳,三阴独取太阴,擒贼先擒王之手段也。太阳阳明少阳为三阳,太阴少阴厥阴为三阴。

千古秘　理蕴深

释义

喻嘉言通禅理,后得异人所授,独得千古之秘。胡卣臣曰:习幼科者,能虚心领会,便可免乎殃咎,若骇为异说,则造孽无极矣。

即痘疹　此传心

释义

痘为先天之毒,伏于命门,因感外邪而发。初起时用桂枝汤等,从太阳以化其气,气化则毒不留,自无一切郁热诸症,何用服连翘、紫草、牛蒡、生地、犀角、石膏、芩、连诸药,以致寒中变症乎?及报点已齐后,冀其浆满,易于结痂而愈,当求之太阴,用理中汤等补中宫土气,以为成浆脱痂之本,亦不赖保元汤及鹿茸、人乳、糯米、桂圆之力也。若用毒药取浆,先损中宫土气,浆何由成?误人不少!此古今痘书所未言,唯张隐庵《侣山堂类辩》微露其机于言外,殆重其道而不敢轻泄欤?疹症视痘症稍轻,亦须知此法。高士宗《医学真传》有桂枝汤加金银花、紫草法。

谁同志　度金针

释义

如此精深的医理和治疗方法,只有志同道合的人才能够洞悉奥妙,传授于人,泽惠万民啊!

【编者按】小儿生机旺盛,但气血未充,脏腑娇嫩,易虚易实,易寒易热,治小儿忌投峻剂,慎用补益,以免病情变化,复生他病;小儿对药物反应灵敏,用药时攻而不猛,补而不腻,若应用大辛、大热、大苦、大寒、有毒、攻伐、腻滞的药物时,更须审慎,中病即止,千万不能过分,以防伤津、伤气、伤脾、滞胃。

【方剂应用举例】

1. 五味异功散出自《小儿药证直诀》,为治小儿疾病的常用方剂。五味异功散是四君子汤基础上加陈皮,四君子汤是补气之总方,加陈皮意在行气化滞,醒脾助运,有补而不滞的优点。

(1)组成　党参6克、白术6克、茯苓6克、炙甘草3克、陈皮3克。加生姜3片、大枣1枚。水煎2次,兑匀,分3次温服。

(2)加减　脾虚口角流涎者,加益智仁6克;脾虚易感冒者,加黄芪6克、防风6克;咳嗽痰多者,制半夏6克、五味子3克;腹痛下利者,加白芍6克、当归3克、木香(后下)1克、炒扁豆6克、炒山药6克;厌食者,加砂仁(后下)3克、焦山楂3克、炒谷芽6克、神曲3克;低热者,加山药6克、麦冬3克;高热,惊厥抽搐者,加白芍6克、竹叶6克、竹沥6克、羚羊角粉(冲服)0.15克。

2. 桂枝甘草龙骨牡蛎汤出自《伤寒论》,方中桂枝甘草辛甘化合,以温通心阳;龙骨牡蛎潜镇安神,以交通阴阳。诸药相合,使心阳得复,安神除烦。可治小儿夜啼、遗尿、佝偻病。

(1)组成　桂枝3克、炙甘草6克、牡蛎(煅)6克、龙骨6克。水煎,分3次温服。

(2)加减　胆小易惊,脉细小或沉弱者,加黄芪6克、党参6克、五味子3克、茯苓6克;睡中遗尿,面色苍白,脉沉迟无力者,加山药6克、益智仁3克、桑螵蛸3克、乌药3克。

附：敷药拔风害人说

《金匮》云：人得风气以生长。此一语最精，风即气也。人在风中而不见风，犹鱼在水中而不见水，鼻息出入，顷刻离风即死。但风静即为养人之和风，风动即为杀人之邪风。若大人之中风，小儿之惊风、卒倒、搐搦、角弓反张、目上视、口流涎，皆风动之象，即气之乖也。医者宜化邪风为和风，即所以除邪气而匡正气。闽中市医，遇小儿诸病及惊痫危症，以蓖麻子、巴豆、南星、莱菔子、全蝎、大黄、急性子、皂角为末，加樗皮、冰片、麝香，以麻油或白蜜，或姜、葱汁调，敷于囟门以及胸中、脐中、足心，为拔风法。秘其方以射利，十敷十死。既死而仍不归怨之者，以为外敷之法，不妨姑试，俟未效而即去之，似不为害。而不知一敷之后，元气为其拔散，即揭去其药，而既散之气，永不能使之复聚矣。况囟门为元阳之会，胸中为宗气之宅，脐中为性命之根，足心为肾脉之本，皆不可轻动。昔人以附子、海狗肾补药敷于脐中而蒸之，名医犹且戒其勿用，况大伤人之物乎？凡以保赤为心者，宜共攻此法。而又有惑于急惊、慢惊、食积之说，预用羌活、独活、防风、秦艽、前胡、赤芍、钩藤钩、荆芥、天麻、厚朴、神曲、山楂、苍术、胆星、葶苈子、萝卜子、贝母、牛黄、朱砂、天竺黄、枳壳、杏仁、石菖蒲、甘草，或合为一方，或分为二三方者，亦五十步笑百步耳。

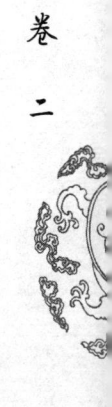

卷 三

中 风 方

方名 小续命汤(《千金》)

中风总方。

麻黄(去节根)3克,人参3克,黄芩3克,川芎3克,白芍3克,炙草3克,杏仁3克,防己3克,桂枝3克,防风3克,附子(炮)1.5克。

加生姜3片,水二杯半,先煎麻黄至二杯,入诸药,煎八分服。

方名 《古今录验》续命汤

治中风风痱,身体不能自收持,口不言,昏冒不知痛处。或拘急不能转侧。方出《金匮》附方。

麻黄9克,桂枝9克,当归9克,人参9克,石膏9克,干姜9克,甘草9克,川芎4.5克,杏仁6克。

水三杯,煎一杯,温服。当小汗,薄覆脊凭几,汗出则愈。不汗更服,无所禁,勿当风。并治但伏不得卧,咳逆上气,面目浮肿。

方名 二 陈 汤(丸)

痰饮通剂。

陈皮4.5克,半夏9克,茯苓9克,炙草3克。

加生姜3片,水三杯,煎七分服。加白术3克,苍术6克,竹沥4汤匙,生姜汁2汤匙,名加味二陈汤,治类中风痰中证。亦名湿中,以湿生痰也。加枳实、胆南星、竹茹,名涤痰汤。丸剂每服9~15克,一日2次。

方名　　　三化汤

治热风中脏,大便不通。

大黄9克,羌活9克,枳壳9克。

水二杯,煎八分服。

方名　　　稀涎散

治中风口噤,并治单蛾、双蛾。

巴豆(每枚分作2片)6枚,牙皂(切)9克,明矾30克。

先将矾化开,却入2味搅匀,待矾枯为末,每用0.9克吹喉中。痰盛者灯心汤下1.5克,在喉即吐,在膈即下。

方名　　　三生饮

治寒风中脏,四肢厥冷,痰涎上涌。

生乌头6克,生南星6克,生附子9克,木香1.5克,生姜5片。

水二杯,煎七分。薛氏用人参30克,煎汤半杯调服。

方名　　　防风通圣散(丸)

治热风卒中,外而经络手足瘫痪,内而脏腑二便闭塞,用此两解之。较之三化汤较妥,亦为类中风实火治法。所用表药,火郁发之之义也;所用下药,釜下抽薪之义也。

防风1.5克,荆芥1.5克,连翘1.5克,麻黄1.5克,薄荷1.5克,川芎1.5克,当归1.5克,白芍1.5克,白术1.5克,山栀1.5克,大黄1.5克,芒硝1.5克,黄芩3克,石膏3克,桔梗3克,甘草6克,滑石9克。

水二杯,加生姜3片,煎八分服。自利去硝、黄。自汗去麻黄加桂枝。涎嗽加半夏、五味。丸剂每服6克,一日2次。

方名　　参附汤

元气暴脱,以此方急回其阳,可救十中一二。

人参30克,附子15克。

水二杯半,煎八分服。此汤治肾气脱。以人参换白术,名术附汤,治脾气脱。换黄芪,名芪附汤,治卫气脱;换当归,名归附汤,治营气脱。

附:参附汤合生脉散加山茱萸龙骨牡蛎方

人参15克,附子9克,五味子9克,麦冬9克,山茱萸15克,龙骨(先煎)15克,牡蛎(先煎)30克。

水煎服。

方名　　加味六君子汤

治中风王道之剂。方见《隔食》。

加麦冬9克为君,附子3克为使,再调入竹沥15克,生姜汁6克,以行经络之痰,久服自愈。

方名　　　补中益气汤(丸)

治劳役饥饱过度,致伤元气,气虚而风中之。此类中风气中虚证,更有七气上逆,亦名气中,宜越鞠丸之类。

炙黄芪6克,人参3克,白术(炒)3克,当归3克,炙草1.5克,陈皮1.5克,升麻0.9克,柴胡0.9克。

加生姜3片,大枣2枚,水二杯,煎八分服。浓缩丸每服8粒,一日2~3次。

方名　　　资寿解语汤(喻嘉言)

治中风脾缓,舌强不语,半身不遂,与地黄饮子同意。但彼重在肾,此重在脾。

防风6克,附子6克,天麻6克,枣仁6克,羚角2.4克,肉桂2.4克,羌活1.5克,甘草1.5克。

水二杯,煎八分,入竹沥15克,姜汁7.5克服。

喻嘉言治肾气不荣于舌本,加枸杞、首乌、生地、菊花、天冬、石菖蒲、元参。

方名　　　侯氏黑散(《金匮》)

治大风四肢烦重,心中恶寒不足者。《外台》治风癫。

菊花120克,白术30克,防风30克,桔梗24克,细辛9克,茯苓9克,牡蛎9克,人参9克,矾石9克,当归9克,川芎9克,干姜9克,桂枝9克,黄芩15克。

上14味,杵为散。酒服方寸匕,约有2.4克,余每用4.5克。日二服,温酒调服。忌一切鱼肉、大蒜,宜常冷食,六十日止,热即下矣。

方名 风 引 汤(《金匮》)

除热瘫痫,治大人风引,少小惊痫瘛疭,日数十发。

大黄30克,干姜30克,龙骨30克,桂枝45克,甘草30克,牡蛎30克,寒水石90克,赤石脂90克,石膏90克,滑石90克,紫石英90克,白石脂90克。

上12味,研末粗筛,用韦布盛之。取三指,约18~21克。井花水一杯,煎七分,温服。按:干姜宜减半。

方名 地黄饮子

治类中风肾虚火不归源,舌强不能言,足废不能行。类中风虚火治法。

熟地9克,远志9克,山茱肉9克,巴戟天9克,石斛9克,石菖蒲9克,五味子9克,肉苁蓉(洗)9克,肉桂9克,麦冬9克,附子9克,茯苓9克。

加薄荷叶7叶,水二杯,煎八分服。此方法在轻煎,不令诸药之味尽出。其性浓重,以镇诸逆;其气味轻清,速走诸窍也。

方名 大活络丸*

治中风痰厥引起的瘫痪,足痿痹痛,筋脉拘急,腰腿疼痛及跌打损伤,行走不便,胸痹等症。

蕲蛇40克,乌蛸蛇40克,威灵仙40克,两头尖40克,麻黄40克,贯众40克,甘草40克,羌活40克,肉桂40

克,广藿香40克,乌药40克,黄连40克,熟地黄40克,大黄40克,木香40克,沉香40克,细辛20克,赤芍20克,没药(制)20克,丁香20克,乳香(制)20克,僵蚕(炒)20克,天南星(制)20克,青皮20克,骨碎补(烫、去毛)20克,豆蔻20克,安息香20克,黄芩20克,香附(醋制)20克,玄参20克,白术(麸炒)20克,防风50克,龟甲(醋淬)40克,葛根30克,虎骨(油酥)30克,当归30克,血竭14克,地龙10克,犀角(水牛角代)10克,麝香10克,松香10克,牛黄3克,冰片3克,红参60克,制草乌40克,天麻40克,全蝎40克,何首乌40克。

以上48味,除麝香、牛黄、冰片外,水牛角锉研成细粉,其余蕲蛇等44味粉碎成细粉;将麝香、牛黄、冰片研细,与上述药粉配研,过筛,混匀。炼蜜为丸。每服1丸,日1~2次,温黄酒或温开水送服。

方名 人参再造丸*

治中风口眼歪斜,半身不遂,手足麻木,疼痛,拘挛,言语不清。

主要成分:人参,酒蕲蛇,广藿香,檀香,母丁香,玄参,细辛,醋香附,地龙,熟地,三七,乳香(醋制),青皮,豆蔻,防风,制何首乌,川芎,片姜黄,黄芪,甘草,黄连,茯苓,赤芍,大黄,桑寄生,葛根,麻黄,骨碎补(炒),全蝎,豹骨(制),炒僵蚕,附子(制),琥珀,醋龟甲,粉萆薢,白术(麸炒),沉香,天麻,肉桂,白芷,没药(醋制),当归,草豆蔻,威灵仙,乌药,羌活,橘红,六神曲(麸炒),朱砂,血竭,人工麝香,冰片,牛黄,天竺黄,胆南星,水牛角。

炼蜜为丸。每服1丸,一日2次。

方名　　指迷茯苓丸 *

治痰饮留伏,筋络挛急,臂痛难举。

茯苓100克,枳壳(麸炒)50克,半夏(制)200克,芒硝25克。

以上4味,除芒硝外,其余茯苓等3味粉碎成细粉;过筛,混匀。另取生姜50克榨汁,与芒硝化水,用水泛丸。每次9克,一日2次。

方名　　中风回春胶囊 *

治中风偏瘫,半身不遂,肢体麻木。

主要成分:当归(酒制),川芎(酒制),红花,桃仁,丹参,鸡血藤,忍冬藤,络石藤,地龙(炒),土鳖虫(炒),伸筋草,川牛膝,蜈蚣,茺蔚子(炒),全蝎,威灵仙(酒制),僵蚕(麸炒),木瓜,金钱白花蛇。

每服4~6粒,一日3次。

方名　　补阳还五汤 *《医林改错》

治口眼歪斜,语言蹇涩,上肢或下肢痿废不用,或小便失禁,苔白,脉缓弱或虚大无力。

黄芪60~120克,当归9克,赤芍9克,地龙4.5克,川芎6克,桃仁6克,红花6克。

水煎2次,兑匀,分2次服。

方名　镇肝熄风汤 *(《医学衷中参西录》)

治阴虚阳亢,肝风内动所致的头目眩晕,脑中疼热,目胀耳鸣,心中烦热,面色如醉,或时常噫气,或肢体渐觉不利,口角渐形歪斜,或眩晕颠倒,昏不知人事,移时始醒,或醒后不能复原,或肢体痿废,或成偏枯,脉弦长有力者。

生牡蛎(先煎)30克,生龙骨(先煎)30克,代赭石(先煎)30克,生龟板15克,怀牛膝30克,生白芍15克,天冬15克,玄参15克,川楝子6克,茵陈6克,生麦芽9克,甘草15克。

水煎2次,兑匀,分2~3次服。

方名　天麻钩藤饮 *(《中医内科杂病证治新义》)

治肝阳偏亢,肝风上扰证。头痛、眩晕、失眠多梦,或口苦面红,舌红苔黄,脉弦或数。

天麻9克,钩藤12克,生石决明(先煎)18克,山栀子9克,黄芩9克,川牛膝12克,杜仲9克,益母草9克,桑寄生9克,夜交藤9克,朱茯神9克。

水煎2次,兑匀,分2~3次服。

方名　天麻丸 *

治风湿瘀阻,肝肾不致所致的痹病,症见肢体拘挛,手足麻木,腰腿酸痛。

主要成分:天麻,羌活,独活,盐杜仲,牛膝,粉萆薢,附子(制),当归,地黄,玄参。

为水蜜丸。每服6克,一日2~3次。

方名　　苏合香丸*

方见《心腹痛》。

方名　安宫牛黄丸*　至宝丹*　紫雪丹*

三方俱见《温病》。

方名　牛黄清心丸*　参脉饮*

二方俱见《暑症》。

方名　八味地黄丸*　六味地黄丸*

二方俱见《虚痨》。

方名　　黄芪桂枝五物汤*(《金匮》)

治风痹,血痹,预防中风。

黄芪9克,桂枝9克,白芍9克,生姜18克,大枣4枚。水煎服。

附：中风俗方杀人以示戒

俗传中风方 风症以攻痰为大戒，凡人将死之顷，皆痰声漉漉，不独中风一症。元阳无主，一身之津血俱化为痰，欲攻尽其痰，是欲攻尽其津血也。故录此以为戒。

胆南星寒腻大伤胃气，且能引痰入于心包、肝、胆以成痼疾。制一二次者力尚轻，若九制则为害愈酷。**枳壳**耗散元气，痰盛得此，暂开少顷，旋而中气大伤，痰涎如涌。**石菖蒲**能开心窍，心窍开则痰涎直入其中，永无出路。**半夏**此药虽能降逆开结，但与胆星同用，未免助纣为虐。**秦艽 羌活 天麻 羚角 防风 钩藤钩**以上六味虽风证所不忌，但无要药以主持之，亦徒成糟粕无用之物。**天竺黄**真者难得，然亦治火痰之标品。**僵蚕**虽祛风之正药，但力薄不足恃。**牛黄**虽为风痰之妙药，然与胆南星、石菖蒲、枳壳同用，则反引痰入于心窍，驱之弗出矣。**竹沥**以姜汁和之，虽能驱经络之痰，而与胆星等同用，不得中气之输布，反致寒中败胃之患。**甘草**虽为元老之才，但与诸药同用，小人道长，君子道消，亦无如之何矣。

以上诸品，或作一方，或分作二三方。患者误服之，轻者致重，重者即死；即幸免于死，亦必变为痴呆及偏枯无用之人矣，戒之！

虚痨方

方名　　归脾汤(丸)

此方补养后天第一药。治食少、不眠、怔忡、吐血下血，大便或溏或秘，妄梦健忘，七情所伤，遗精带浊，及女子不月等证。

炙黄芪9克，人参6克，白术(蒸)6克，枣仁(炒黑)6克，当归身6克，龙眼肉6克，茯神6克，木香1.5克，炙草3克，远志(去心)1.5克。

水三杯，煎八分，温服。高鼓峰去木香，加白芍4.5克，甚妙。咳嗽加麦冬6克、五味2.1克。郁气加贝母6克。脾虚发热加丹皮、栀子。浓缩丸每服8粒，一日3次。

方名　　六味地黄丸

壮水之主，以制阳光。凡一切吐血、下血、咳嗽、不眠、骨蒸、遗精、淋浊，属于阴虚者，无不统治之。

熟地24克，山萸肉12克，怀山药12克，丹皮9克，茯苓9克，泽泻9克。

研末，炼蜜为丸，如桐子大，晒干。每服9克，淡盐汤送下，一日两服。加五味子，名七味都气丸；加麦冬，名八仙长寿丸(又名麦味地黄丸)，治咳嗽。加知母、黄柏，名知柏地黄丸；加枸杞、菊花，名杞菊地黄丸，本方制液剂，名杞菊地黄口服液;加煅磁石、竹叶、柴胡,名耳聋左慈丸;本方水煎服,名六味地黄汤。上列丸齐每服6~9克,浓缩丸每服8粒,一日2~3次。

方名　　八味地黄丸

益火之源,以消阴翳。治腰膝无力,饮食不进,肿胀疝瘕,阳痿遗精带浊,属于元阳虚者,无不统治之。

即六味丸加附子、肉桂各3克。俗名金匮肾气丸,原方肉桂为桂枝。本方去附子,名七味丸,能引火归源;本方去附子,加五味子,名加减八味丸,治大渴不止。本方加牛膝、车前子,名济生肾气丸,治水肿喘促;本方水煎服,名八味汤。上列丸齐每服6~9克,浓缩丸每服8粒,一日2~3次。

方名　　小建中汤(颗粒)(仲景)

此方为治虚痨第一方,今人不讲久矣!凡痨证必有蒸热,此方有姜桂以扶心阳,犹太阳一出,则爝火无光,即退热法也。凡痨证必饮食日少,此方温脾,即进食法也。凡痨证必咳嗽,此方补土以生金,即治嗽法也。凡痨证多属肾虚,此方补脾以输精及肾,所谓精生于谷也。今人不能读仲景书,反敢侮谤圣法,徒知生脉、六味、八味、归脾、补中,及款冬、贝母、玉竹、百合、苏陈酱、地黄炭之类,互服至死,诚可痛恨!

生白芍9克,桂枝4.5克,炙草3克。

加生姜4.5克,大枣2枚,水二杯,煎八分,入饴糖10.5克烊服。加黄芪6克,名黄芪建中汤,治虚痨诸不足;饱闷者,去大枣,加茯苓6克;气逆者,加半夏4.5克;此方人参、当归、白术,俱随宜加之。颗粒剂每服15克,一日3次。

方名　　炙甘草汤(《金匮》)

肺燥、肺痿、咽痛、脉代等证。

生地12克,桂枝木3克,阿胶4.5克,炙草6克,人参3克,麦冬7.5克,枣仁(原方火麻仁)4.5克。

加生姜3克,大枣2枚,水一杯,酒半杯,煎八分服。

方名　　清燥救肺汤(喻嘉言)

治燥气郁而成痿。

桑叶(经霜者去蒂)9克,人参3克,石膏(研)6.9克,杏仁(去皮尖)3.6克,甘草3.6克,麦冬3克,枇杷叶(去毛蜜炙)3.9克,黑芝麻(炒研)4.5克。

水二杯半,煎八分,热服。痰多,加贝母9克;或加梨汁半盏。

方名　　逍遥丸*

方见《妇人科》。

方名　　薯蓣丸(《金匮》)

治虚痨诸不足,风气百疾。

山药22.5克,当归7.5克,桂枝7.5克,神曲7.5克,干地黄7.5克,豆黄卷7.5克,甘草21克,人参5.3克,阿胶5.3克,川芎4.5克,芍药4.5克,白术4.5克,麦冬4.5克,杏仁4.5克,防风4.5克,柴胡3.8克,桔梗3.8克,茯苓3.8克,干姜2.3克,白蔹1.5克,大枣30枚。

上21味,末之,炼蜜和丸如弹子大,空腹,每次一丸,一日2次,白开水或黄酒送服。

方名　　大黄䗪虫丸(《金匮》)

治五劳虚极羸瘦,腹满不能饮食,食伤、忧伤、房室伤、饥伤、劳伤、经络荣卫伤,内有干血,肌肤甲错,目黯黑,缓中补虚。

大黄(蒸)75克,黄芩60克,甘草90克,桃仁60克,杏仁60克,芍药120克,干漆60克,干地黄300克,虻虫60克,水蛭60克,蛴螬60克,䗪虫30克。

上12味,末之,炼蜜丸如小豆大,约3克。酒服一丸,日三服。

愚按:以搜血之品,为补血之用,仿于《内经》四乌贼骨一芦茹丸。张路玉以此丸药料及鲍鱼入绒毛鸡腹内,黄酒、童便煮烂,汁干,将鸡去骨取肉,同诸药悬火上烘干为末,加炼蜜为丸。每服6克,以黄酒送下,日3服。代䗪虫丸甚妥。

方名　　左归饮(《景岳全书》)

治肾水不足证,口燥舌干,口渴欲饮,潮热盗汗,五心烦热,腰酸腿软,一切精髓内亏,津液枯槁。

熟地6~30克,山茱萸6克,山药6克,枸杞6克,茯苓3克,炙甘草3克。

水煎服。

方名 左归丸(《景岳全书》)

治肾精不足证。症见头目眩晕,腰酸腿软,遗精滑泄,自汗盗汗,口燥咽干,渴欲饮水,舌光少苔,脉细或数。

熟地24克,山茱萸12克,山药12克,枸杞12克,菟丝子12克,鹿角胶12克,龟板胶12克,川牛膝9克。

研末,炼蜜为丸,如桐子大,晒干。每服9克,淡盐汤送下,一日2次。

方名 右归饮(《景岳全书》)

治肾阳不足,气怯神疲,腹痛腰酸,肢冷脉细,或阴盛格阳,真寒假热之证。

熟地6~30克,山茱萸6克,山药6克,枸杞6克,甘草6克,杜仲(姜汁炒)6克,肉桂3克,制附子3~9克。

水煎服。

方名 右归丸(《景岳全书》)

治肾阳不足,命门火衰证。症见神疲乏力,畏寒肢冷,腰膝酸软,阳衰无子,大便不实,小便自遗,下肢浮肿,舌淡,苔薄白,脉沉迟。

熟地24克,山茱萸9克,山药12克,枸杞12克,鹿角胶12克,菟丝子12克,杜仲(姜汁炒)12克,当归9克,肉桂6克,制附子6克。

研末,炼蜜为丸,如桐子大,晒干。每服9克,淡盐汤送下,一日2次。

方名　　　还少丹（《金匮》）

治心肾不足，精血虚损，身体虚羸，目暗耳鸣。

山药(炒)60克，牛膝40克，茯苓60克，山茱萸40克，小茴香(盐制)40克，石菖蒲20克，枸杞子40克，杜仲(盐制)40克，巴戟天(炒)40克，肉苁蓉40克，五味子40克，楮实子40克，远志(甘草炙)40克，熟地60克，大枣(去核)60克。

上药为细末，炼蜜和丸。每服9克，一日2次，盐水送服。

方名　　　天王补心丹（《摄生秘剖》）

治心肾不足，阴亏血少所致的怔忡心悸，睡眠不安，精神衰疲，梦遗健忘，不耐思虑，大便干燥，虚热盗汗，五心发热，口舌生疮，舌红苔少，脉细而数。

酸枣仁(炒)15克，远志(去心)6克，柏子仁(炒)9克，生地(酒洗)15克，党参12克，茯苓9克，五味子(炒)9克，元参(炒)9克，天门冬(去心)9克，麦冬(去心)9克，当归(酒洗)9克，丹参9克，桔梗6克。

水煎服。亦可研为细末，炼蜜为丸，朱砂为衣，每服9克，日服2次，或睡前顿服。

方名　　　三才汤（《温病条辨》）

治暑温气阴两伤，睡卧不宁，不思饮食，神志不清。

人参9克，天门冬6克，干地黄15克。

水煎,分2次服。

方名　　近效白术汤

治风虚头重眩,苦极;不知食味,暖肌补中,益精气。
白术15克,附子(炮)7.5克。
加炙甘草4.5克、生姜3片、红枣2枚,水煎服。

方名　　百合固金汤(丸)*(《医方集解》)

治肺肾阴虚,虚火上炎,症见咽喉燥痛、咳嗽气短、痰中带血、口干、手足心热、舌红苔少、脉细数者。

生地(酒洗)6克,熟地9克,贝母6克,百合6克,玄参9克,麦冬6克,桔梗6克,当归6克,白芍(炒)6克,甘草3克。

水煎服。丸齐每服1丸,一日2次。

方名　　补中益气丸*

方见《中风》。

咳嗽(失音)诸方

方名 六 安 煎(景岳)

治外感咳嗽。

半夏6克,陈皮4.5克,茯苓6克,甘草3克,杏仁(去皮尖)6克,白芥子(炒研)3克。

加生姜7片,水煎服。寒甚,加细辛2.1克;愚每用,必去白芥子加五味子、干姜、细辛。阴虚而夹痰湿咳嗽者,去白芥子,加熟地15克、当时6克。

方名 小青龙汤(颗粒)

治一切咳嗽。方见《伤寒》。

方中随寒热虚实加减。唯细辛、干姜、五味三药不去,读《金匮》者自知。

方名 小柴胡汤(颗粒)

方见《伤寒》。

方名 加减小柴胡汤

治发热咳嗽。

柴胡12克,半夏6克,黄芩4.5克,炙草4.5克,干姜3克,五味子2.4克。

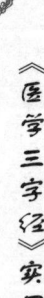

水二杯半,煎一杯半,去滓,再煎八分,温服,一日2服。

方名　　葳蕤汤(《千金》)

治风热,咳嗽气喘。

玉竹6克,白薇6克,麻黄6克,独活6克,杏仁6克,川芎6克,甘草6克,青木香6克,石膏9克。

水煎,分2次温服,取汗。

方名　　五味子汤(《千金》)

治伤燥咳唾中有血,牵引胸胁痛,皮肤干枯。

五味子(研)1.5克,桔梗3克,甘草3克,紫菀茸3克,续断3克,竹茹3克,桑根皮3克,生地黄6克,赤小豆(一撮即赤豆之细者)。

上9味,水煎空腹服。《秘旨》加白蜜一匙。愚按:赤豆易生扁豆15克,囫囵不研,最能退热补肺,但有寒热往来忌之。去续断、赤豆、地黄,加葳蕤、门冬、干姜、细辛亦妙。

方名　　麦门冬汤(《千金》)

治大病后火热乘肺,咳唾有血,胸膈胀满,上气羸瘦,五心烦热,渴而便秘。

麦门冬(去心)6克,桔梗3克,桑根皮3克,半夏3克,生地黄3克,紫菀茸3克,竹茹3克,麻黄2.1克,甘草(炙)1.5克,五味子(研)10粒,生姜1片。

上11味,水煎,空腹服。

方名 桑杏汤*(《温病条辨》)

治外感温燥证。肺津灼伤,头痛,身不甚热,干咳无痰,咽干口渴鼻燥,舌红,苔薄白而干,脉浮数而右脉大者。

桑叶3克,杏仁4.5克,沙参6克,象贝3克,香豉3克,栀皮3克,梨皮3克。

水煎服。重者再作服。

方名 杏苏二陈丸*

治风寒感冒,鼻塞头痛及外感风寒引起的咳嗽。

主要成分:杏仁,紫苏叶,半夏(姜制),茯苓,陈皮,甘草(炙),前胡,桔梗。

为水蜜丸,每服6~9克,日服1~2次。

方名 橘红痰咳液*

治感冒、支气管炎、咽喉炎引起的痰多咳嗽,气喘等症。

主要成分:橘红,百部(蜜炙),茯苓,半夏(制),白前,甘草,苦杏仁,五味子。

口服,每服10~20毫升,日服3次。

方名 止咳化痰丸*

方见《气喘》。

方名 蛇胆川贝液*

治肺热咳嗽,痰多,气喘,胸闷,咳痰不爽或久咳不止。

主要成分:蛇胆汁,贝母,薄荷脑,蜂蜜,杏仁。

口服,每服10毫升,日服2~3次。

方名　　　梨　膏*

治肺热咳嗽,口燥咽干,失音声哑,气促作喘。

主要成分:秋梨,麦冬,贝母,百合,款冬花,冰糖。

每服9~15克,日服2次,开水调化送下。

方名　　强力枇杷露*

治肺热燥咳,用于支气管炎咳嗽。

主要成分:枇杷叶,罂粟壳,百部,白前,桑白皮,桔梗,薄荷脑。

口服,每服15毫升,日服3次。

方名　　莱阳梨止咳颗粒*

治伤风、感冒引起的咳嗽痰多,急、慢性支气管炎。

主要成分:莱阳梨,麻黄,杏仁,百合,远志,北沙参,薄荷脑。

每服8克,日服3次,开水冲服。

方名　　三　拗　汤(片)*

治风寒表实而喘。

麻黄3克,苦杏仁6克,甘草3克。

加生姜9克,水煎服。片剂一次2片,一日3次。

方名　桑菊感冒片*　银翘解毒片*

二方俱见《温病》。

方名　　　麻杏止咳糖浆*

治支气管炎咳嗽及喘息。

主要成分:麻黄,苦杏仁,石膏,甘草(炙)。

每服15毫升,日服3次。

方名　　　罗汉果玉竹冲剂*

治肺热咳嗽,咽喉干痛。

主要成分:罗汉果,玉竹。

每服1包,一日3次,开水冲服。

方名　　　健民咽喉片*

治咽喉肿痛,失音及上呼吸道炎症。

主要成分:玄参,麦冬,蝉蜕,诃子,桔梗,板蓝根,胖大海,地黄,西青果,甘草,薄荷素油,薄荷脑。

含服,每小时含化2~4片,每隔1小时1次。

方名　　　咽喉消炎丸*

治咽喉肿痛。

主要成分:牛黄,七枝莲,珍珠,冰片,雄黄,蟾酥(制),百草霜,穿心莲总内脂。

水丸,每服5~10粒,日服3~4次,口含徐徐咽下。

方名　　牛黄消炎丸*

治咽喉肿痛,疔、痈、疮、疖。

牛黄、珍珠母、蟾酥、青黛、天花粉、大黄、雄黄。

水丸,每服10粒,日服3次。外用研末调敷患处。

方名　　六神丸*

治咽喉肿痛或溃疡,白喉,扁桃体炎,口疮,痈疽,疔疮;对食管癌、胃癌、结肠癌、膀胱癌的早期有抑制作用。

珍珠粉4.5克,牛黄4.5克,麝香4.5克,雄黄3克,蟾酥3克,冰片3克。

各研细末,用酒化蟾酥,与前末调匀为丸,如芥子大,百草霜为衣。每服10粒,日服2~3次。

亦可外用治静脉炎、寻常疣、丘疹性荨麻疹、乳腺炎、麦粒肿。取六神丸30粒,研末,白酒调成糊状,涂在消毒纱布上,敷于患处,并用胶布固定,为保持一定湿度,可多次滴白酒于纱布上,24小时更换1次,可治静脉炎。

方名　　六应丸*

治火毒内盛,乳蛾,喉痹,疔痈疮疡,咽喉炎及虫咬。

主要成分:丁香、蟾酥、牛黄、珍珠、冰片、雄黄。

上5味各研细末,雄黄水飞成细末,加淀粉适量,混匀,制丸,干燥,以黑色氧化铁包衣,即得。每服5~10丸,日服2~3次。外用以冷水或醋调敷患处。

方名　　西瓜霜润喉片 *

治咽喉肿痛,声音嘶哑,口舌生疮,急、慢性咽喉炎,急性扁桃体炎,口腔溃疡,牙龈肿痛。

西瓜霜,冰片,薄荷脑,薄荷素油。

含服,每小时含化2~4片。

研末外用可治脓疱疮、烫伤、臁疮、褥疮等。

方名　　草珊瑚含片 *

治外感风热所致的咽喉肿痛,声哑失音,口舌生疮,急性咽喉炎。

主要成分:薄荷脑,薄荷素油,肿节风浸膏。

含服,每隔2小时含化1~2片。

方名　　参梅含片 *

治慢性咽炎。

主要成分:沙参,玄参,麦冬,射干,乌梅,薄荷,天花粉,桔梗,甘草。

含服,每小时含化1片,每日含噙4~6次。

方名　　黄氏响声丸 *

治声音嘶哑,咽喉肿痛,咽干灼热,咽中有痰,或寒热头痛,或便秘尿赤,急、慢性喉炎。

主要成分:薄荷,浙贝母,连翘,蝉蜕,胖大海,酒大黄,川芎,儿茶,桔梗,诃子肉,甘草,薄荷脑。

为蜜丸,每服 20 粒,日服 3 次,饭后服用。

方名　　生脉饮*

方见《暑症》。

方名　　六味地黄丸*

方见《虚痨》。

疟疾方

方名 小柴胡汤(颗粒)

一切疟病俱治。方见《伤寒》。

方名 独参汤(《景岳全书》)

治诸虚气脱,反胃呕吐,喘促,凡诸虚垂危者。
人参60克。
水一升煎煮。

方名 附子理中汤(丸)

方见《反胃》。

方名 白虎汤

方见《伤寒》。

方名 八味地黄丸
　　　　六味地黄丸
　　　　大黄䗪虫丸 *

三方俱见《虚痨》。

方 名　　紫雪丹* 至宝丹*

二方俱见《温病》。

方 名　　青蒿素片*

治恶性疟，间日疟和三日疟等各类疟疾病。

主要成分：青蒿作为一个治疗疟疾的药，在古代用的很多，现代青蒿素的很多衍生物，是一个治疗疟疾的很好的新药，是被世界卫生组织公认的一个相当于西药的中药。

按说明服用。儿童酌减。

方 名　　青蒿鳖甲汤*（《温病条辨》）

治左手脉弦，傍晚时发热而第二天清晨热退身凉，当时有汗出和口渴欲饮水，少阳疟偏重于热的病证。

青蒿(后下)9克，鳖甲(先煎)15克，知母6克，丹皮6克，天花粉6克，桑叶6克。

水煎，疟疾发作前，分2次乘温服下。

方 名　　鳖甲煎丸*（《金匮》）

治疟疾日久不愈，胁下痞硬成块，结成疟母；以及癥积结于胁下，推之不移，腹中疼痛，肌肉消瘦，饮食减少，时有寒热，女子经闭等。

组成：鳖甲(炙)120克，黄芩30克，柴胡60克，鼠妇(即地虱，熬)30克，阿胶30克，大黄30克，䗪虫(熬)50克，桃仁20克,丹皮50克,芍药50克,紫葳(即凌霄花)30克,蜣螂(熬)60克,葶苈子(熬)10克,瞿麦20克,石苇30克,厚朴30克,桂枝30克,干姜30克,蜂房(炙)40克,赤硝120克,乌扇(即射干,烧)30克,半夏50克,人参(或党参)10克。

米酒适量,先煎鳖甲取汁,余药共研细末,与药汁共煎为小丸,空服每服3克,一日2~3次。

方名　　黄芪精口服液*

治气虚血亏,表虚自汗,四肢乏力,精神不足或久病衰弱,脾胃不壮。

主要成分:黄芪,蜂蜜。

口服,一次1支,一日2次。

痢症方

方名　　芍药汤

行血,则脓血自愈;调气,则后重自除。三日内俱可服。

白芍7.5克,当归7.5克,黄连3.6克,黄芩3.6克,肉桂1.2克,槟榔3克,木香1.8克,甘草1.2克,大黄(虚人不用)3克,厚朴(炙)3克,枳壳3克,青皮1.5克。

水二杯,煎八分,温服。小便不利,加滑石、泽泻;滞涩难出,虚者倍归、芍,实者倍大黄;红痢加川芎、桃仁。

方名　　平胃散(片)

方见《心腹痛》。

方名　　香连丸

治湿热痢疾,胸膈痞闷,赤白痢下,腹痛里急。

黄连(吴茱萸制)800克,木香200克。

上2味,为末,米醋糊为丸,每次3~6克,一日2~3次。

方名　　桂枝汤　葛根汤　当归四逆汤
　　　　　　小柴胡汤(颗粒)　白头翁汤
　　　　　　麻黄附子细辛汤　乌梅丸*

七方俱见《伤寒》。

方名 葛根黄芩黄连甘草汤(片)(《伤寒论》)

治外感表证未解,热邪入里所致的身热,下利臭秽,肛门有灼热感,胸脘烦热,口干作渴,喘而汗出,苔黄脉数。

葛根12克,黄连9克,黄芩9克,甘草(炙)6克。

水煎,分2次温服。

制片剂为葛根芩连片,每服3~4片,一日3次。

方名 人参败毒散

喻嘉言最重此方,令微汗则阳气升,而陷者举矣。此法时医不讲,余每用此方加陈仓米12克,或加黄芩、黄连,屡用屡效。

羌活3克,独活3克,前胡3克,柴胡3克,川芎3克,枳壳3克,茯苓3克,桔梗3克,人参3克,甘草0.3克。

水二杯,加生姜3片,煎七分服。加仓米名仓廪汤,治噤口痢。

方名 木香槟榔丸*

方见《胀满》。

方名 附子理中丸*

方见《反胃》。

方名 补中益气丸*

方见《中风》。

方名 参苓白术散(丸)*(《太平惠民和剂局方》)

治脾胃虚弱不能运化,饮食不化,胸脘闷胀,肠鸣泄泻,四肢无力,形体消瘦,面色萎黄,舌淡苔白腻,脉虚弱;或用于咳嗽多痰等。

党参12克,炒山药12克,炒莲肉12克,茯苓12克白术12克,炒扁豆12克,炙甘草6克,薏苡仁10克,桔梗6克,砂仁4.5克。

共为细末,每服6克,枣汤送下,日服2~3次。现多作汤剂水煎服。丸剂每服6克,一日3次。

方名 香砂六君子汤(丸)*(《太平惠民和剂局方》)

适用于脾胃气虚,胸胁痞闷,脘腹胀满,呕吐腹泻,舌苔白腻以及慢性胃炎、溃疡等。

党参(炒)60克,白术(炒)60克,茯苓60克,姜半夏60克,陈皮(炒)30克,炙甘草30克,砂仁24克,木香24克。

共为末,用生姜30克、大枣30克,煎汤代水泛为丸,如绿豆大。每服6~9克,一日2次,饭后开水冲服。汤剂取十分之一量,水煎服。

方名 固肠止泻丸*

治肝脾不和,泻痢腹痛。

主要成分:乌梅,黄连,干姜,木香,延胡索,罂粟壳。

为水丸,每服5克,一日3次,温开水送服。

方名　　玉枢丹*(《片玉心书》)

又名紫金锭。治感受秽恶痰浊之邪,症见脘腹胀闷疼痛,呕吐泄泻,痢疾,小儿痰厥。

山慈姑90克,红大戟45克,千金子霜30克,五倍子90克,麝香9克,雄黄30克,朱砂30克。

雄黄、朱砂分别水飞或粉碎成细粉,山慈菇、五倍子、红大戟粉碎成细粉,将麝香研细,与上述粉末及千金子霜配研,过筛,混匀,另取糯米粉加水做成团,蒸熟后与粉末调匀,压制成锭,阴干。

口服,上药共研细末炼蜜为丸,每服0.6~1.5克,日服2次。

方名　　神犀丹*

又名解毒清心丸。适用于温热病,邪热入营血,神昏谵语,身发斑疹,舌质红绛者。

主要成分:水牛角,石菖蒲,黄芩,地黄,连翘,板蓝根,淡豆豉,玄参,天花粉,紫草,忍冬藤。

为丸剂,每服1粒,每日2次。

方名　　紫雪丹*

方见《温病》。

心腹痛胸痹方

方名　　乌梅丸

治虫痛。方见《伤寒》。

方名　　苏合香丸(《太平惠民和剂局方》)

温通开窍,解郁化浊,治注痛。

朱砂30克,犀角(水牛角代)30克,青木香30克,荜拨30克,沉香30克,檀香30克,生香附30克,丁香30克,白术30克,冰片15克,安息香30克,诃子30克,麝香22.5克,乳香15克,苏合香油15克。

用上诸药共研细末,再将苏合香油用白蜜适量微温调匀,拌入药末内,炼蜜为丸,每丸3克,每服1丸,温开水送下,小儿用量酌减。

拙著《从众录》有方论。又鬼注不去,宜虎骨、鹿茸、羚羊角、龙骨各9克。以羊肉汤煎,入麝香少许服。取腥膻之味,引浊阴之气从阴而泄,此喻嘉言《寓意草》法也。

方名　　香苏饮

治气痛。一切感冒俱佳。

香附(制研)6克,紫苏叶9克,陈皮3克,甘草3克。加生姜5片,水二杯,煎八分服。心痛加元胡6克,酒一盏。

方名　　　　七气汤

亦名四七汤。治七情之气郁逆。

半夏9克,厚朴9克,茯苓9克,紫苏叶3克。

加生姜3片,水二杯,煎八分服。

方名　　　　百合汤

治心口痛诸药不效。亦属气痛。

百合30克,乌药9克。

水二杯,煎八分服。此方余自海坛得来。

方名　　　　失笑散

治一切血滞作痛如神。

五灵脂(醋炒)30克,蒲黄30克。

共研末。每服9克,以醋汤送下,日2服。

方名　　　　桃仁承气汤

治心腹痛,大便不通,其人如狂,属死血。

桃仁(去皮尖)12克,大黄12克,桂枝6克,甘草2.1克,芒硝2.1克。

水二杯,煎八分,去滓,入硝二沸,温服。

方名　　　　丹参饮

治心胸诸痛神验,妇人更宜。亦属血痛。亦可通治诸痛。

丹参30克,白檀香(要真者极香的切片)3克,砂仁3克。

水二杯,煎八分服。

方名　　妙香散

方见《遗精》。

方名　　平胃散(片)

治一切饮食停滞。

苍术6克、厚朴(炒)6克、陈皮6克、甘草3克。

加生姜5片,水二杯,煎八分服。肉积加山楂;面积加麦芽、莱菔子;谷积加谷芽;酒积加葛根、砂仁。片剂每服6片,一日2次。

方名　　二陈汤(丸)

方见《中风》。

方名　　十枣汤

治水饮作痛。峻剂,不可轻用。

大戟(研末)0.7克,芫花(炒,研末)0.7克,甘遂(研末)0.7克。

用大枣10枚,水二杯,煎七分,去滓,入药方寸匕,约有2.1克服。次早当下,未下,再一服。服后体虚,以稀粥调养。丸剂每服3克,一日1~2次。

方名　　　理　中　汤(丸)

治冷痛。方见《伤寒》。

方名　　　吴茱萸汤(仲景)

治冷痛。通治食谷欲呕,头痛如破,烦躁欲死者,及大吐不已之症。

吴茱萸(汤泡)7.5克,人参4.5克,大枣5枚,生姜(切片)9克。

水二杯,煎八分,温服。

方名　　　金铃子散

治心口痛及胁痛、腹痛,如神。属热者。

金铃子(去核)30克,元胡索(研末)30克。

每服9克,黄酒送下。

方名　　　厚朴三物汤(《金匮》)

治心腹实痛,大便闭者。

厚朴12克,大黄6克,枳实4.5克。

水二杯,煎八分,温服。

方名　　　厚朴七物汤(《金匮》)

即前方加桂枝4.5克,甘草4.5克,生姜7.5克,大枣5枚。

水二杯,煎八分服。呕者加半夏3克;寒多者加生姜4.5克。

方名　附子粳米汤（《金匮》）

治腹中寒气，雷鸣切痛，胸胁逆满、呕吐。

附子（制）6克，半夏12克，炙草3克，粳米（布包）15克，大枣1枚。

水二杯，煎八分，温服，日夜作三服。

方名　大黄附子汤（《金匮》）

胁下偏痛，发热脉紧弦者。

大黄6克，附子6克，细辛3克。

水二杯，煎八分服。

方名　乌头煎（《金匮》）

又名大乌头煎。治寒疝，绕脐腹痛，恶寒不欲食，发则冷汗出手足厥冷，脉沉紧。

乌头（炒去皮）9克，蜜30克。

水300毫升，煎取100毫升，去滓，入蜂蜜，煎至水气尽，取200毫升。强人分三次服，弱人分四次服。日服1次。

方名　当归生姜羊肉汤（《金匮》）

治心腹诸痛虚极，诸药不效者，一服如神。及胁痛里急，妇人产后腹中疠痛。

当归22.5克，生姜37.5克，羊肉（去筋膜，用药戥秤方准）120克。

水五杯，煎取二杯，温服一杯，一日两服。若寒多者加生姜15克;痛多而呕者加橘皮15克、白术7.5克。

方名　栝蒌薤白白酒汤(《金匮》)

治胸痹喘息咳唾,胸背痛,寸沉迟,关上小紧。

瓜蒌(连皮子捣)15克,薤白如干者用9克,生者用18克。

白酒三杯,煎八分服。加半夏6克,名栝蒌薤白半夏汤,治胸痹不得卧,心痛彻背。心中痞,胸满,胁下逆抢心者,加枳实12克、厚朴12克,去白酒,加桂枝3克,名枳实薤白桂枝汤。

方名　大建中汤(《金匮》)

治胸大寒痛,呕不能饮食,腹中寒上冲,皮起出见有头足,上下痛不可触近。

川椒(微炒出汗)6克,干姜12克,人参9克。

水二钟,煎一钟,去滓,入胶饴12克,煎取八分,温服。如一炊顷,可食热粥半碗。

方名　化虫丸*

治虫积腹痛。

主要成分:鹤虱、玄明粉、大黄、苦楝皮、雷丸、牵牛子(炒)、槟榔、芜荑、使君子(去壳)。

每服6~9克,一日1~2次,早晨空服或睡前服。

方名 逍遥丸* 四制香附丸* 当归补血汤*

三方俱见《妇人科》。

方名 杏苏二陈丸*

方见《咳嗽》。

方名 气滞胃痛冲剂*

治肝郁气滞,胸痞胀满,胃脘疼痛。

主要成分:柴胡,白芍,枳壳,甘草(炙),延胡索(炙),香附(炙)。

每服1包,一日3次。

方名 胃苏颗粒*

治胃脘胀痛。

主要成分:紫苏梗,香附,陈皮,香橼,佛手,枳壳,槟榔,鸡内金(制)。

每服1包,一日3次。

方名 理气和胃口服液*

治急性胃脘痛,肝胃气滞。

主要成分:柴胡,白芍,枳壳,甘草,佛手,川楝子。

口服,每服10~20毫升,一日3次。

方名　　健胃消炎冲剂 *

治脾胃不和所致的上腹疼痛,痞满纳差及慢性胃炎。

主要成分:党参,茯苓,白术(麸炒),白芍,丹参,赤芍,白及,大黄,木香,川楝子,乌梅,青黛。

每服20克,一日3次,饭前开水冲服。

方名　　鳖甲煎丸 *

方见《疟疾》。

方名　　虚寒胃痛冲剂 *

治脾胃虚弱,胃脘隐痛,喜温喜按,遇冷或空腹痛重,十二指肠球部溃疡,慢性萎缩性胃炎等症。

主要成分:党参,黄芪(炙),桂枝,甘草(炙),白芍,高良姜,大枣,干姜。

每服1包,一日3次,开水冲服。

方名　　归脾丸 *　大黄䗪虫丸 *

二方俱见《虚痨》。

方名　　温胃舒冲剂 *

治慢性胃炎,胃脘凉痛,饮食生冷,受寒痛甚。

主要成分:党参,附子(制),黄芪(炙),肉桂,山药,肉苁蓉(制),白术(炒),山楂(炒),乌梅,砂仁,陈皮,补骨脂。

每服1~2袋,一日2次,开水冲服。

方 名　　　附子理中丸＊

方见《反胃》。

方 名　　　三九胃泰冲剂＊

治湿热内蕴,气滞血瘀所致的胃痛,症见脘腹隐痛,饱胀反酸,恶心呕吐,嘈杂纳减。

主要成分:三桠苦,九里香,两面针,广木香,茯苓,白芍,生地,黄芩。

每服1包,一日2~3次,温开水冲服。

方 名　　　姜 冲 剂＊

治胃寒,心腹冷痛,胀满或外感风寒。

主要成分:干姜提取物。

每服1包,一日2~3次,开水冲服。

方 名　　　姜枣祛寒冲剂＊

治风寒感冒,胃寒疼痛。

主要成分:干姜,大枣。

每服1~2包,一日2~3次,开水冲服。

方 名　　保和丸＊　木香槟榔丸＊

　　　　　　良附丸＊　左金丸＊

四方俱见《胀满》。

方名　　　冠心苏合丸 *

适用于冠心病引起的心绞痛、心肌梗死属气滞者。亦治胃病。

主要成分：苏合香，木香，乳香(制)，檀香，冰片。

共为细末，炼蜜为丸，每服 1 粒，一日 1~3 次。

方名　　　复方丹参片 *

治气血瘀滞，胸阳不宣之胸痹，心绞痛，胸中憋气。

主要成分：丹参，三七，冰片。

每服 2~3 片，一日 3 次，温开水冲服。

方名　　　三七粉 *　　云南白药 *

二方俱见《血症》。

方名　　　六味地黄丸 *　　知柏地黄丸 *

二方俱见《虚痨》。

方名　　　栀子豉汤 *（《伤寒论》）

治热郁胸膈，胸满结痛，轻者见虚烦不得眠，重者见反复颠倒，心中懊恼。

栀子(捣碎)9 克，香豆豉(布包)12 克。

水四杯，先煎栀子数沸，后纳香豆豉，煎取二杯，先温服一杯，若吐，止后服。少气者加炙甘草 6 克，呕者加生姜 12 克。

隔食反胃方

方名 左归饮(景岳)

即六味汤去丹皮、泽泻,加枸杞、炙草。

方名 启隔饮(《心悟》)

治食入即吐。

川贝母(切片不研)4.5克,沙参9克,丹参6克,川郁金1.5克,干荷蒂3个,砂仁壳1.2克,杵头糠(布包)6克,茯苓4.5克,石菖蒲1.2克。

水二杯,煎八分服。

方名 大半夏汤(《金匮》)

治反胃。

人参6克,半夏(俗用明矾制者不可用,只用姜水浸二日,一日一换。清水浸三日,一日一换。摅起蒸熟,晒干切片用)12克。

长流水入蜜扬二百四十遍,取三杯半,煎七分服。

方名 吴茱萸汤

方见《心腹痛》。

方名　　　独附丸

治寒证呕吐。

附子(炮,趁热用)480克,姜汁480克。

研细末,为蜜丸。每次服3~6克,用粟米稀粥送下。

方名　　　六君子汤(丸)

此方为补脾健胃、祛痰进食之通剂,百病皆以此方收功。

人参6克,白术(炒)6克,茯苓6克,半夏6克,陈皮3克,炙草3克。

加生姜5片,大枣2枚。水二杯,煎八分服。治反胃宜加附子6克、丁香3克、藿香3克、砂仁3克。丸剂每服9克,一日2次。

方名　　　附子理中汤(丸)

治反胃。

即理中汤加附子9克。治反胃加茯苓12克,甘草减半。丸剂每服6克,一日2~3次。

附隔食方法:

《人镜经》曰:《内经》云:三阳结谓之隔。盖足太阳膀胱经,水道不行;手太阳小肠经,津液枯槁;足阳明胃经,燥粪结聚。所以饮食拒而不入,纵入太仓,还出喉咙。夫肠胃一日一便,乃常度也。今五七日不便,陈物不去,新物不纳,宜用三一承气汤节次下之,后用脂麻饮啜之。陈腐去而肠胃洁,癥瘕尽而营卫昌,饮食自进矣。

方名　　　三一承气汤

大黄3克,芒硝3克,甘草3克,厚朴3克,枳实3克

水二杯,煎八分服。按此方太峻,姑存之以备参考。

方名　　　补阴益气煎 *(《景岳新方》)

治劳倦伤阴,精不化气,或阴虚内乏,以致外感不解,痰湿咳嗽,寒热疟疾,阴虚便结不通,胃液枯槁之噎膈。

熟地9~24克,当归6~15克,山药(酒炒)6克,陈皮3克,人参3克,甘草(炙)3克,柴胡3克,升麻(火上浮者不用)0.5克,生姜6克。

水煎温服。

方名　　　噎膈丸 *

治噎膈,咽炎,吞咽不利,咽哽干燥;亦可用于食管黏膜上皮不典型增生及食管癌的辅助治疗。

主要成分:核桃仁,白果仁,柿饼(去蒂去核),小茴香,黑芝麻(炒),麻油,大枣,甘草。

为大蜜丸,一次9克,一日3次,细嚼后徐徐咽下。

方名　　　养胃舒胶囊 *

治慢性胃炎所致的胃脘灼热,隐隐作痛,手足心热,口干,口苦,纳差,消瘦等。

主要成分:党参,陈皮,黄精(蒸),山药,玄参,乌梅,山楂,北沙参,干姜,菟丝子,白术(炒)。

口服,一次3粒,一日2次。

方名　　　补中益气丸*

方见《中风》。

方名　　　六味地黄汤
　　　　　大黄䗪虫丸*　右归丸*

三方俱见《虚痨》。

方名　　　麻 仁 丸*

方见《消渴》。

方名　　　越鞠丸*　保和丸*
　　　　　血府逐瘀丸

三方俱见《胀满》。

气喘方

方名　　苏子降气汤

治上盛下虚,气喘等证。

紫苏子(微炒)6克,前胡3克,当归3克,半夏3克,陈皮3克,厚朴3克,沉香1.5克,炙草1.5克。

加生姜3片,大枣2枚,水二杯,煎八分服。

方名　　葶苈大枣泻肺汤(《金匮》)

治支饮满而肺气闭,气闭则呼吸不能自如,用此苦降,以泄实邪。

葶苈子(隔纸炒研如泥)6.6克。

水一杯半,加大枣12枚,煎七分,入葶苈子服之。

方名　　十枣汤(丸)

方见《心腹痛》。

方名　　小青龙汤(颗粒)

方见《伤寒》。

方名　　贞元饮(景岳)

阴血为阳气之依归,血虚则气无所依,时或微喘,妇人血海常虚，多有此症。景岳方意在济之缓之四字。济之以归、地，缓之以甘草，颇有意义。今人加紫石英、黑铅之重镇，则失缓之之义；加沉香、白芥子之辛香，则失济之之义矣。且此方非为元气奔脱而设，时医每遇大喘之症，必以此方大剂与服。气升则火升，偶得濡润之药，气亦渐平一晌，旋而阴柔之性与饮水混为一家，则胸膈间纯是阴霾之气，其人顷刻归阴矣。吾乡潘市医倡此法以局人神智，无一人悟及，诚可痛恨！

熟地黄 15~60 克，当归身 9~12 克，炙草 3~9 克。

水三四杯，煎八分服。

方名　　苓桂术甘汤（《金匮》）

治气短。喻嘉言云：此治呼气短。

茯苓 12 克，白术 6 克，桂枝 6 克，炙草 4.5 克。

水二杯，煎八分服。

方名　　金匮肾气丸（《金匮》）

治气短。喻嘉言云：此治吸气短，即八味地黄丸，但原方系干生地黄、桂枝。

方名　　茯苓甘草大枣汤（仲景）

治气喘脐下动气，欲作奔豚。

茯苓 18 克，桂枝 6 克，炙甘草 6 克，大枣 4 枚。

用甘澜水三杯半，先煎茯苓至二杯，入诸药，煎七分服。作甘澜水法：取长流水扬之数百遍，或千遍愈妙。

方名　　真　武　汤(仲景)

镇水逆,定痰喘之神剂。

茯苓9克,芍药9克,生姜(切)9克,白术6克,附子(炮,去皮,破八片)9克。

上5味,以水八升,煮取三升,去滓,温服七合,日三服。宜倍茯苓。咳嗽甚者,去生姜,加干姜4.5克、五味3克、细辛3克。

方名　　黑　锡　丹

治脾肾虚冷,上实下虚,奔豚,五种水气,中风痰潮危急。

喻嘉言曰:凡遇阴火逆冲,真阳暴脱,气喘痰鸣之急症,舍此方再无他法可施。予每用小囊佩带随身,恐遇急症不及取药,且欲吾身元气温养其药,借手效灵,厥功历历可纪。即痘症倒塌逆候,服此亦可回生。

沉香3克,附子(炮)3克,胡芦巴3克,肉桂3克,小茴香30克,补骨脂30克,肉豆蔻30克,木香30克,金铃子(去核)30克,硫黄90克,黑铅(与硫黄炒成砂子)90克。

上为末,酒煮面糊丸梧子大,阴干,以布袋擦令光莹。每服四五十丸,姜汤送下。

方名　　小半夏加茯苓汤

方见《痰饮》。

方 名 　　　咳 喘 丸 *

治伤风感冒,鼻塞,流涕,咳嗽,气喘,痰多。

主要成分:麻黄(蜜炙),苦杏仁,甘草,荆芥,桑白皮(蜜炙),紫苏子(炒)。

上为末,水泛为丸,每服3克,一日3次。

方 名 　　　桔贝半夏曲 *

治咳嗽痰多,咯吐不爽,气急胸闷。

主要成分:橘红,川贝母,半夏,杏仁霜,远志,桔梗,甘草,天花粉,木香,肉桂,枇杷叶,款冬花,紫菀,前胡,黑苏子,麻黄。

每服3~6克,一日2次。

方 名 　　　止咳化痰丸 *

治痰热阻肺,久嗽,咳血,痰喘气逆,喘息不眠。

主要成分:罂粟壳,桔梗,知母,前胡,陈皮,大黄(制),甘草(炙),川贝母,石膏,苦杏仁,紫苏叶,葶苈子,款冬花(制),百部(制),玄参,麦冬,密蒙花,天冬,五味子(制),枳壳(炒),瓜蒌子,半夏(姜制),木香,马兜铃(制),桑叶。

上为末,水泛为丸,每服3~6克,一日2次。

方 名 　　　蛇胆陈皮片 *

治痰浊阻肺,胃失和降,咳嗽,呕逆。

主要成分:蛇胆汁,陈皮。

每服 2~4 片,一日 3 次。

方 名　　　　七味都气丸*

方见《虚痨》。

方 名　　　　　六君子汤

方见《反胃》。

血症(口疮)方

方名 麻黄人参芍药汤(东垣)

治吐血外感寒邪,内虚蕴热。

桂枝补表虚1.5克,麻黄去外寒0.9克,黄芪实表益卫0.9克,炙甘草补脾0.9克,白芍安太阴0.9克,人参益元气而实表0.9克,麦冬补肺气0.9克,五味子安肺气5粒,当归和血养血1.5克。

水煎,热服。按此方以解表为止血,是东垣之巧思幸中,非有定识也。观其每味自注药性,俱悖圣经,便知其陋。

方名 甘草干姜汤(《金匮》)

炙甘草12克,干姜(炮)6克。
水二杯,煎八分服。

方名 柏叶汤(《金匮》)

治吐血不止。

柏叶生用9克,无生者用干者6克,干姜3克,艾叶生用6克,如无生者,用干者3克。

水四杯,取马通二杯,煎一杯服。如无马通,以童便二杯,煎八分服。

方名 　　泻心汤(《金匮》)

治热盛迫血妄行的吐血、衄血。

大黄6克,黄连3克,黄芩3克。

水三杯,煎一杯,一次服完。

方名 　　黄土汤(《金匮》)

治先便后血为远血。亦治衄血、吐血、血不止。

灶心黄土24克(原方12克),生地4.5克,黄芩4.5克甘草4.5克,阿胶4.5克,白术4.5克,附子(炮)4.5克。

水三杯,煎八分服。

方名 　　赤小豆散(《金匮》)

治先血后便为近血。

赤小豆(浸令出芽晒干)30克,当归12克。

共研末。每服9克,浆水下。即洗米水,三日后有酸味是也。按凡止血标药可随宜作引,血余灰可用30~60克同煎,诸血皆验。栀子、茜草、干侧柏治上血,槐花、生地黄、乌梅、续断治血崩。凡下血及血痢,口渴,后重,脉洪有力者为火盛。可用苦参子去壳,仁勿破,外以龙眼肉包之,空腹以仓米汤送下9粒,一日2~3服,渐加至14粒,二日效。

方名 　　黄连上清丸 *

治邪火炽盛,头痛,目赤,咽痛,口舌生疮或兼便秘者。

主要成分:酒大黄、黄芩、黄连、黄柏(酒炒)、山栀子

(姜制),连翘,蔓荆子(炒),防风,荆芥穂,白芷,菊花,薄荷,桔梗,川芎,石膏,旋复花,甘草。

为蜜丸,每服6~12克,日服2次。

方名　　养阴清肺丸*

治咽喉干燥疼痛,干咳少痰,痰中带血。

主要成分:地黄,玄参,麦冬,川贝母,丹皮,白芍,薄荷,甘草。

为蜜丸,每服6~9克,日服2次。

方名　　雪梨膏*

治干咳、久咳。

主要成分:梨制成的煎膏剂。

每服9~15克,一日2~3次。

方名　　十灰散(丸)*(《十药神书》)

治血热妄行导致的吐血、呕血、咳血、咯血、衄血,以及齿缝出血,苔黄,脉数。

大蓟,小蓟,荷叶,侧柏叶,白茅根,茜草根,大黄,栀子,丹皮,棕榈皮各等份。

将诸药烧炭存性,共研细末为散剂,每服3~9克,日服2~3次。

方名　　槐角丸*

治肠风下血,痔疮,脱肛等属于风邪热毒或湿热者。

槐角(炒)200克,防风100克,当归100克,黄芩100克,枳壳(炒)100克,地榆炭100克。

研末,为水蜜丸,每服9克,日服2次。

方名 脏连丸*

治肠热便血,肛门灼热,痔疮肿痛。

主要成分:黄连,黄芩,地黄,赤芍,槐角,槐花,荆芥穗,地榆炭,阿胶,当归,猪大肠。

研末为蜜丸,每服6~9克,日服2次,空服温开水送服。

方名 百合固金丸* 归脾丸*
　　　　　知柏地黄丸*

三方俱见《虚痨》。

方名 龙胆泻肝丸*

方见《遗精》。

方名 牛黄解毒片*

治火热内盛,咽喉肿痛,牙龈肿痛,口舌生疮,目赤肿痛。

主要成分:人工牛黄,雄黄,石膏,大黄,黄芩,桔梗冰片,甘草。

口服,每服3片,日服2~3次。

方名　　　　三七粉*

治气血瘀阻,出血,疼痛。

主要成分:三七。

为细末,每服 1.5~3 克,一日 2~3 次,温开水冲服。

方名　　　　白及粉*

治久年咳嗽,肺痿咯血。

主要成分:白及。

为细末,每服 1.5~3 克,一日 2~3 次,温开水冲服。

方名　　　　云南白药*

治跌打损伤,瘀血肿痛、吐血、咯血、便血、痔血、崩漏下血,手术出血,疮疡肿毒及软组织挫伤,闭合性骨折,支气管扩张及肺结核咯血,溃疡病出血,皮肤感染性疾病,以及冠心病心绞痛,胃癌、脑腺癌。

主要成分:国家保密方,含草乌(制),其余成分略。

刀、枪、跌打诸伤,无论轻重,出血者用温开水送服;瘀血肿痛与未流血者用酒送服;妇科各症,用酒送服;但月经过多、红崩,用温水送服。毒疮初起,每服 0.25 克,另取药粉,用酒调匀,敷患处,如已化脓,只需内服。其他内出血各症均可内服。凡遇较重的跌打损伤可先服保险子 1 粒,轻伤及其他病症不必服。白药末每服 0.25~0.5 克,一日 3~4 次。

外用可治带状疱疹,黄水疮,烧伤烫伤,冻疮溃烂,血栓性外痔,肋软骨炎,腮腺炎,鼻衄,甲状腺结节病,术后切口延期愈合或感染,新生儿脐炎、头颅血块,小儿秋季腹泻。

小儿秋季腹泻取云南白药末 1 克与 75%酒精调成糊状填于脐窝处,用麝香虎骨膏固定药物,且其辛香走窜能增强云南白药的作用。

方名　　冰硼散*

治热毒蕴结所致的咽喉疼痛,牙龈肿痛,口舌生疮。
主要成分:冰片,硼砂(煅),朱砂,玄明粉。
外用,吹敷患处,每次少量,一日数次。

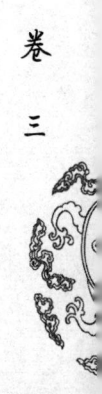

水 肿 方

方名　　五皮饮

此方出华元化《中藏经》,以皮治皮,不伤中气,所以为治肿通用之剂。

大腹皮(酒洗)9克,桑白皮(生)9克,云苓皮12克,陈皮9克,生姜皮3克。

水三杯,煎八分,温服。上肿宜发汗,加紫苏叶6克、荆芥6克、防风3克、杏仁4.5克;下肿宜利小便,加防己6克、木通3.9克、赤小豆3.9克;喘而腹胀加生莱菔子6克、杏仁6克;小便不利者为阳水,加赤小豆、防己、地肤子;小便自利者为阴水,加白术6克、苍术4.5克、川椒4.5克;热加海蛤9克、知母4.5克;寒加附子6克、干姜6克、肉桂3克;呕逆加半夏6克、生姜6克;腹痛加白芍3克、桂枝3克、炙甘草3克。

方名　　导水茯苓汤

治水肿,头面、手足、遍身肿如烂瓜之状,按而塌陷。胸腹喘满,不能转侧安睡,饮食不下。小便秘涩,溺出如割,或如黑豆汁而绝少。服喘嗽气逆诸药不效者,用此即渐利而愈。

泽泻60克,赤茯苓60克,麦门冬(去心)60克,白术

60克,桑白皮30克,紫苏30克,槟榔30克,木瓜30克,大腹皮22.5克,陈皮22.5克,砂仁22.5克,木香22.5克。

上咬咀,每服30~60克,水二杯,灯心草30根,煎八分,食远服。如病重者可用药150克,又加麦冬及灯草15克,以水一斗,于砂锅内熬至一大碗。再下小锅内,煎至一钟。五更空腹服。

方名　　加减金匮肾气丸

又名济生肾气丸。治脾肾两虚,肿势渐大,喘促不眠等证。

熟地120克,云茯苓90克,肉桂60克,牛膝60克,丹皮60克,山药60克,泽泻60克,车前子60克,山茱萸60克,附子15克。

研末,炼蜜丸如桐子大。每服9克,灯草汤送下,一日两服。以十为一,水煎服,名加减金匮肾气汤,但附子必倍用方效。加川椒目4.5克、巴戟天6克,治脚面肿。

方名　　真武汤　苓桂术甘汤

二方俱见《气喘》。

方名　　桂甘姜枣麻辛附子汤

枳 术 汤(丸)

二方俱见《胀满》。

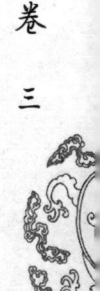

方名 参苓白术丸 *

方见《痢疾》。

方名 防风通圣丸 *

方见《中风》。

方名 四妙丸 *(《丹溪心法》)

治湿热下注所致的下肢痿软无力或足膝红肿热痛,或湿热带下,或下部湿疮,小便短黄,舌苔黄腻。

黄柏(盐炒)250克,苍术(米泔汁浸炒)125克,牛膝125克,薏苡仁250克。

为末,水泛为丸,每服6~9克,日服2次。

风 水
因风而病水也

方名 防己黄芪汤(《金匮》)

治风水,脉浮身重,汗出恶风。

防己9克,炙草4.5克,白术6克,黄芪9克,生姜4片,大枣1枚。

水二杯,煎八分服。服后如虫行皮中,从腰下如冰,后坐被上,又以一被绕腰下,温令微汗瘥。喘者加麻黄;胃中不和者加芍药;气上冲者加桂枝。

虚汗自出，故不用麻黄以散之，只用防己以驱之。服后身如虫行及腰下如冰云云，皆湿下行之征也，然非芪、术、甘草，焉能使卫气复振，而驱湿下行哉！

方名　　越婢汤（《金匮》）

治恶风一身悉肿，脉浮不渴，续自汗出，无大热者。

麻黄18克，石膏24克，甘草6克，生姜9克，大枣5枚。

水四杯，先煮麻黄至三杯，去沫，入诸药煎八分服，日夜作三服。恶风者，加附子3克。风水，加白术9克。

前云身重为湿多，此云一身悉肿为风多。风多气多热亦多，且属急风，故用此猛剂。

方名　　杏子汤

脉浮者为风水，发其汗即已。方阙，或云即甘草麻黄汤加杏仁。

皮　水

水行于皮中也。其脉浮，外证胕肿，按之没指。曰不恶风者，不兼风也。曰其腹如鼓者，外有胀形内不坚满也。曰不渴者，病不在内也。曰当发其汗者，以水在皮宜汗也。

方名　　防己茯苓汤（《金匮》）

治四肢肿，水在皮中聂聂动者。

防己9克，桂枝9克，黄芪9克，茯苓18克，炙草3克。

水三杯，煎八分服，日夜作三服。

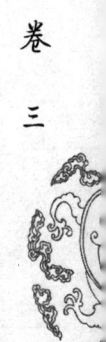

药亦同防己黄芪汤,但去术加桂、苓者,风水之湿在经络,近内;皮水之湿在皮肤,近外。故但以苓协桂,渗周身之湿,而不以术燥其中气也。不用姜、枣者,湿不在上焦之营卫,无取乎宣之也。

方名　蒲灰散(《金匮》)

厥而为皮水者,此主之。肿甚而溃之逆证,厥之为言逆也。

蒲灰30克,滑石15克。

为末。每次饮服3克,日3服。

愚按:当是外敷法,然利湿热之剂,亦可内服外掺也。

方名　越婢加术汤(《金匮》)

里水此主之,甘草麻黄汤亦主之。按里水当是皮水笔误也。或水在皮里,即皮水之重者,亦未可知。

方见《风水》。

方名　甘草麻黄汤

甘草12克,麻黄6克。

水二杯,先煮麻黄至一杯半,去沫,入甘草煮七分服。重复汗出,不汗再服,慎风寒。二药上宣肺气,中助土气,外行水气。

正 水

水之正伏也。其脉迟者,水属阴也。外证自喘者,阴甚于下,不复与胸中之阳气相调,水气格阳而喘也。其目窠如蚕,两胫肿大诸证,《金匮》未言,无不俱见。

愚按:正水《金匮》未出方。然提纲云:脉沉迟外证自喘,则真武汤、小青龙汤皆正治之的方,越婢加附子汤、麻黄附子汤亦变证之备方,桂甘麻辛附子汤加生桑皮15克、黑豆30克,为穷极之巧方,此正水之拟治法也。

石 水

谓下焦水坚如石也。其脉自沉,外证少腹满,不喘。

方名　麻黄附子汤

麻黄9克,炙草6克,附子3克。

水二杯,先煮麻黄至一杯半,去沫,入诸药煎七分温服,日作三服。此即麻黄附子甘草汤,分两略异。即以温经散寒之法,变为温经利水之妙。

黄 汗

汗出沾衣而色黄也。汗出入水,水邪伤心;或汗出当风所致。汗与水皆属水气,因其入而内结,则郁热而黄,其脉沉而迟。外证身发热,四肢头面肿,久不愈必致痈脓。

方名　黄芪桂枝芍药苦酒汤(《金匮》)

治身体肿,发热汗出而渴,状如风水。汗出沾衣色正黄如柏汁，脉自沉。风水脉浮，黄汗脉沉。以汗出入水中浴，水从毛孔入得之。水气从毛孔入而伤其心，故水火相侵而色黄，水气搏结，而脉沉也。凡看书宜活看，此证亦有从酒后汗出当风所致者，虽无外水，而所出之汗，因风内返亦是水。凡脾胃受湿，湿久生热，湿热交蒸而成黄色，皆可以汗出。入水之意，悟之！

黄芪15克，芍药9克，桂枝9克。

米醋50克，水一杯，煎八分，温服。当心烦，至六七日乃解。汗出于心，米醋止之太急，故心烦。至六七日，正复而邪自退也。

方名　桂枝加黄芪汤（《金匮》）

黄汗之病，两胫自冷，盗汗出。汗已反发热，久久身必甲错，发热不止者，必生恶疮。若身重汗出已辄轻者，久久必身瞤，瞤即胸中痛。又从腰以上汗出，下无汗，腰髋弛痛，如有物在皮中状。剧者不能食，身疼重，烦躁小便不利。以上皆黄汗之变证，师备拟之，以立治法。兹因集隘，不能全录，只辑其要。此为黄汗。言变证虽多，而其源总由水气伤心所致。结此一句，见治法不离其宗。

桂枝9克，芍药9克，生姜9克，炙甘草6克，黄芪6克，大枣4枚。

水三杯，煮八分，温服。须臾啜热粥一杯余，以助药力。温覆取微汗，若不汗，更服。前方止汗，是治黄汗之正病法。此方令微汗，是治黄汗之变症法。

胀满蛊胀(黄疸)方

方名　　七气汤

治实胀属七情之气者。方见《心腹痛》。

方名　　胃苓散

消胀行水。

苍术(炒)4.5克,白术4.5克,厚朴4.5克,桂枝3克,陈皮4.5克,泽泻4.5克,猪苓4.5克,炙甘草2.1克,茯苓12克。

加生姜5片,水三杯,煎八分服。去桂、草,以煨半熟蒜头捣为丸。陈米汤下9~12克,一日两服更妙。

方名　　厚朴三物汤　厚朴七物汤

二方俱见《腹痛》。

方名　　桂甘姜枣麻辛附子汤(《金匮》)

亦名桂枝去芍药加麻辛附子汤。治气分,心下坚大如盘,边如旋杯。

桂枝9克,生姜9克,甘草6克,麻黄6克,细辛6克,附子3克,大枣3枚。

水三杯,先煮麻黄至二杯,去沫,入诸药,煎八分,温服，日夜作三服。当汗出如虫行皮上即愈。

此症是心肾不交病。上不能降，下不能升，日积月累，如铁石难破。方中桂、甘、姜、枣以和其上，而复用麻黄、细辛、附子少阴的剂以治其下，庶上下交通而病愈。所谓大气一转，其气乃散也。

方名　枳术汤（丸）（《金匮》）

治心下坚大如盘。如盘而不如杯，邪尚散漫未结，虽坚大而不满痛也。水饮所作。与气分有别也，气无形以辛甘散之，水有形以苦泄之。

枳实6克，白术12克。

水二杯，煎八分服，日夜作三服。腹中软即止。丸剂每服6克，一日2次。

方名　禹余粮丸（《三因》）

治十肿水气，脚膝肿，上气喘急，小便不利，但是水气，悉皆主之。许学士及丹溪皆云此方治臌胀之要药。

蛇含石90克（以新铁铫盛，入炭火中烧石与铫子一般红，用钳取石，倾入醋中，候冷取出，研极细。），禹余粮石90克，真针砂150克（先以水淘净炒干，入余粮一处，用米醋二升，就铫内煮醋干为度，后用铫。并药入炭中，烧红钳出，倾药净砖地上，候冷研细。）以三物为主。其次量人虚实，入下项。治水妙在转输，此方三物，既非大戟、甘遂、芫花之比，又有下项药扶持，故虚人老人亦可服。

羌活15克，木香15克，茯苓15克，川芎15克，牛膝

(酒浸)15克,桂心,15克,蓬术15克,青皮15克,附子(炮)15克,干姜(炮)15克,白豆蔻(炮)15克,大茴香(炒)15克,京三棱(炮)15克,白蒺藜15克,当归(酒浸一宿)15克。

上为末,入前药拌匀,以汤浸蒸饼,揉去水,和药再杵极匀,丸如桐子大。食前温酒白汤送下30丸至50丸。最忌盐,一毫不可入口,否则发疾愈甚。但试服药,即于小便内旋去,不动脏腑。病去日,日三服,兼以温和调补气血药助之,真神方也。

此方昔人用之屡效,以其大能暖水藏也,服此丸更以调补气血药助之,不为峻也。

方名　越鞠丸 *(《丹溪心法》)

治因气、血、食、火、湿、痰等六郁结所致的胸膈痞闷,脘腹胀痛,嗳腐吞酸,恶心呕吐,饮食不消;或烦躁失眠,痛经,属于气滞血瘀者。

香附(醋制),川芎,苍术(炒),神曲,栀子(炒)各等份。

用法:共为细末,水泛为丸,每服6~9克,日服2次,温开水送下。

方名　木香顺气丸 *

适用于气郁不舒,胸膈胀闷,呕吐腹痛,大便秘结。

木香100克,香附(醋制)100克,陈皮100克,厚朴(制)100克,甘草50克,枳壳(炒)100克,槟榔100克,苍术(炒)100克,砂仁100克,青皮(炒)100克,生姜200克。

共为细末,作成水丸,每服6~9克,日服2~3次,用开水送服。

方名　良附丸 *(《良方集腋》)

治肝气或寒邪犯胃,腹痛呕吐;或连胸胁胀痛。

高良姜(酒洗,焙干),香附(醋洗,焙干)各等份。

共为细末,作成散剂或水丸,每服6克,日服1~2次,用开水送服。

方名　枳实导滞丸 *(《内外伤辨惑论》)

治湿热积滞胃肠之腹痛。

大黄30克,枳实15克,神曲15克,黄芩9克,黄连9克,白术9克,茯苓9克,泽泻6克。

上药共研细末炼蜜为丸,每服9克,日服2次。

方名　归芍六君丸 *

适用于气血不足,肝脾同病,症见胸痞腹胀,胁肋不舒,饮食减少等。

当归60克,白芍60克,党参90克,白术(炒)90克,茯苓90克,半夏45克,陈皮45克,炙甘草30克。

共为末,水泛为丸。每服6克,一日2次,开水冲服。

方名　一贯煎 *(《柳州医话》)

治肝肾阴虚,血燥气郁之胸脘胁痛,吞酸吐苦,咽干舌燥,舌红少津,脉细弱或虚弦及疝气瘕聚等。

生地30克,北沙参12克,麦冬12克,枸杞子15克,当归身9克,川楝子6克。

水煎服。

方名　柴胡疏肝散(丸) *(《景岳全书》)*

治胁肋疼痛,或寒热往来,嗳气太息,脘腹胀满,大便不畅,脉弦。

柴胡6克,白芍4.5克,枳壳(麸炒)4.5克,炙甘草1.5克,香附4.5克,陈皮(醋炒)6克,川芎4.5克。

水煎,饭前服。丸剂每服9克,一日3次。

方名　左金丸 *(《丹溪心法》)*

治肝气郁结化火,胸胁作痛,嘈杂吞酸,嗳气口干,舌红苔黄,脉弦数。

黄连(姜汁炒)18克,吴茱萸(盐水泡)3克。

共为细末,水丸,每服3~6克,日服2次。

方名　保和丸 *(《丹溪心法》)*

治一切食积,脘腹痞满胀痛,嗳腐吞酸,厌食呕恶,或大便泄泻,身热,舌苔厚腻而黄,脉滑。

山楂180克,神曲60克,半夏90克,茯苓90克,陈皮30克,连翘30克,莱菔子30克,一方有麦芽30克。

共研为细末为丸,每服6~9克,日服2~3次,用开水或炒麦芽汤送服。亦可按原方比例酌减,水煎服。

方名　　木香槟榔丸 *

治积滞内停,脘腹痞满胀痛,大便秘结,以及赤白痢疾,里急后重,舌苔黄腻,脉沉实。

木香50克,槟榔50克,青皮(醋炒)50克,陈皮50克,莪术(醋制)50克,三棱(醋制)50克,枳壳(炒)50克,芒硝100克,黄连50克,黄柏(酒炒)150克,大黄150克,香附(醋炒)150克,牵牛子(炒)200克。

上药共研细末,为水丸,每服3~6克,日服2次。

方名　　藿香清胃胶囊 *

治脾胃伏火证引起的消化不良,脘腹胀满,不思饮食,口苦口臭。

广藿香,栀子,防风,南山楂,六神曲,甘草,石膏。

口服,每服3粒,一日3次。

方名　　附子粳米汤 *(《金匮》)

治腹中寒气,雷鸣切痛,胸胁逆满,呕吐。

炮附子6~10克,制半夏10克,粳米10克,甘草3~6克,大枣6~10枚。

水煎服,分2次温服。

方名　　痛泻要方 *(《景岳全书》)

治土虚木乘所致的泄泻,症见肠鸣腹痛,大便泄泻,泻后痛减,舌苔薄白,脉弦缓。

白术(炒)12克,白芍(炒)9克,陈皮6克,防风9克。

水煎服。

方名　膈下逐瘀汤 *(《医林改错》)

治膈下瘀血蓄积,癥积肿块或腹痛而部位不移者。

炒五灵脂9克,当归9克,川芎6克,桃仁9克,红花9克,丹皮6克,赤芍6克,乌药6克,延胡索3克,香附4.5克,枳壳4.5克,甘草6克。

水煎服。

方名　血府逐瘀汤(丸) *(《医林改错》)

治瘀血停滞,胸胁刺痛,或顽固性头痛,痛如针刺而有定处,内热烦闷,心悸怔忡,夜寐不安,或急躁善怒,入暮潮热,舌质暗红,舌边有瘀斑,或舌面有瘀点,口干唇暗或两目暗黑,脉涩或弦紧。

当归9克,桃仁12克,红花9克,川芎4.5克,赤芍6克,牛膝9克,生地黄9克,枳壳6克,桔梗4.5克,柴胡3克,甘草3克。

水煎服。

方名　胃康胶囊 *

治胃脘痛的气滞证和血瘀证,胃、十二指肠溃疡、慢性胃炎、上消化道出血。

主要成分:白及、海螵蛸、香附、黄芪、白芍、三七、鸡蛋壳(炒焦)、乳香、没药、鸡内金、百草霜。

口服,一次 2~4 粒,一日 3 次。

方名　　　吴茱萸汤*

方见《心腹痛》。

方名　　　半夏泻心汤*

方见《泄泻》。

方名　　　乌梅丸*

方见《伤寒》。

方名　　　附子理中丸*

方见《反胃》。

方名　　　香砂六君子丸*

方见《痢疾》。

方名　　　逍遥丸*

方见《妇人科》。

方名　　　龙胆泻肝丸*

方见《遗精》。

方名　　　六味地黄丸*

方见《虚痨》。

方名　　　鳖甲煎丸*

方见《疟疾》。

方名　　　三五合剂*(《姚树锦中医世家经验辑要》)

治单腹胀,证见腹胀如鼓,二便闭塞,面黄消瘦,纳差腹痛,咳嗽胸闷,精神萎靡,舌苔薄白,脉沉细而弦。

茯苓皮9克,生姜皮9克,猪苓9克,大腹皮12克,冬瓜皮15克,白术9克,五加皮12克,白芥子9克,泽泻9克,车前子15克,葶苈子9克,肉桂3克,丝瓜络15克,黑白丑9克。

水煎服。

方名　　　鸡骨草丸*

治肝胆湿热性急、慢性肝炎或胆囊炎。

主要成分:鸡骨草,茵陈,猪胆汁,人工牛黄,栀子,三七,白芍,枸杞子,大枣。

每服6克,一日3次,开水冲服。

方名　　　垂盆草冲剂*

治性急性肝炎及迁延性肝炎,慢性肝炎的活动期。

主要成分:鲜垂盆草。

每服10克,一日2~3次,开水冲服。

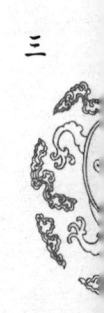

方名 利胆止痛片*

治肝胆湿热所致的胁痛,黄疸。

板蓝根,蒲公英,茵陈,姜黄,川楝子(炒),柴胡(炒),赤芍,延胡索(炒),枳壳(炒),苍术,仙鹤草,甘草。

每服6片,一日3次,温开水冲服。

暑 症 方

方名 　　六 一 散(河间)

治一切暑病。

滑石 180 克,甘草 30 克。

研末,每服 9 克,井花水下,或灯草汤下。

方名 　　白 虎 汤(仲景)

治伤暑大渴、大汗之证。

方见《伤寒》。加人参者,以暑伤元气也。加苍术者,治身热足冷,以暑必挟湿也。

方名 　　香 薷 饮

治伤暑。发热、身痛、口燥、舌干、吐泻。

甘草 3 克,厚朴 4.5 克,扁豆 6 克,香薷 12 克。

水二杯,煎八分,冷服或温服。泻利,加茯苓、白术;呕吐,加半夏;暑气发搐,加羌活、秦艽。

方名 　　大 顺 散

治阴暑,即畏热贪凉之病。

干姜(炒)3 克,甘草(炒)2.4 克,杏仁(去皮尖,炒)1.8 克,肉桂 1.8 克。

共为细末,每服9克,水一杯,煎七分服。如烦躁,井花水调下3克。

方名　　生脉散(饮)

却暑良方。治气阴两亏,心悸气短,脉微自汗。

人参3克,麦冬9克,五味子3克。

水一杯,煎七分服。

制口服液为生脉饮,每服10毫升,一日2~3次。

方名　　清暑益气汤(丸)(东垣)

炙黄芪4.5克,人参1.5克,白术1.5克,苍术1.5克,青皮1.5克,陈皮1.5克,麦冬1.5克,猪苓1.5克,黄柏1.5克,干葛6克,泽泻6克,神曲2.4克,炙草0.9克,五味0.9克,升麻0.9克,归身0.9克。

加生姜3片,大枣2枚,水二杯,煎七分服。丸剂每服9克,一日2次,姜汤或温开水送服。

方名　　一物瓜蒂汤(《金匮》)

瓜蒂20个,水二杯,煎八分服。

方名　　麻杏石甘汤(《伤寒论》张锡纯变量方)

治外感风邪,身热不解,咳逆气急鼻痛,口渴,有汗或无汗,舌红苔黄,脉滑数。

麻黄4.5克,杏仁9克,甘草6克,石膏45克。

水煎服。

方名 麻黄连轺赤小豆汤(《伤寒论》)

治伤寒瘀热在里,小便不利,身发黄者。

麻黄6克,连轺(即连翘根)6克,杏仁9克,赤小豆15克,大枣4枚,生梓白皮9克,生姜6克,炙甘草6克。

水煎服。

方名 猪苓汤(《伤寒论》)

治水热互结证,小便不利,发热,口渴欲饮,心烦不寐,或兼有咳嗽,呕恶,下利,以及血淋,小便涩痛,点滴难出,小腹满痛等。

猪苓9克,茯苓9克,泽泻9克,阿胶(烊化冲服)9克,滑石9克。

水煎,分2次服。

方名 黄连阿胶鸡子黄汤

方见《伤寒》。

方名 纯阳正气丸*

治中暑受寒,吐泻腹痛,手足厥冷。

藿香、法半夏、青木香、陈皮、公丁香、官桂、炒苍术、白术、茯苓各30克。

上药为细末,花椒15克,煎汤泛为小丸,红灵丹12克为衣,每服3克,温开水或姜汤送下,每日2次。

241

> **方 名**　　　　仁　丹 *

治伤暑引起的恶心胸闷,头晕,晕车晕船。

主要成分:陈皮、檀香、砂仁、豆蔻(去果皮)、甘草、木香、丁香、广藿香叶、儿茶、肉桂、薄荷脑、冰片、朱砂。

口服或含化,每服 10~20 粒。

> **方 名**　　牛黄清心丸 *(《太平惠民和剂局方》)

治神志混乱,言语不清,痰涎壅盛,头晕目眩,癫痫惊风,痰迷心窍,痰火痰厥。

主要成分:牛黄、人工麝香、黄芩、苦杏仁(炒)、茯苓、桔梗、朱砂、雄黄、羚羊角、水牛角浓缩粉、冰片、人参等29味。

每服 1 粒,一日 1~2 次。

> **方 名**　　　羚羊角粉 *

治热盛神昏,抽搐动风,谵语发狂,惊痫。

主要成分:羚羊角粉。

每服 0.3~0.6 克,温开水冲服。

> **方 名**　　　玉 枢 丹 *

方见《痢疾》。

> **方 名**　　藿香正气水 *　紫雪丹 *

二方俱见《温病》。

泄泻（便秘）方

方名　　胃苓散

方见《胀满》。加减详《三字经》注。

方名　　四神丸

治脾肾虚寒，五更泄泻。

补骨脂(酒炒)120克，肉豆蔻(面煨，去油)60克，吴茱萸(泡)60克，五味(炒)60克。

用红枣150克，生姜150克，同煮。去姜，将枣去皮核捣烂为丸，如桐子大。每日五更服9克，临卧服9克，米汤下。加白术、附子、罂粟、人参更效。

方名　　生姜泻心汤（《伤寒论》）

治水热互结，症见心下痞硬，噫气食臭，腹中雷鸣，下利等。

生姜12克，半夏9克，黄芩9克，黄连3克，党参9克，炙甘草9克，干姜3克，大枣4枚。

水二钟，煎一钟，去滓，再煎八分，分3次温服。

方名　　黄连汤（《伤寒论》）

治胸中有热，胃中有寒，症见胸中烦闷，欲呕吐，腹中痛，或肠鸣泄泻，舌苔白滑，脉弦。

黄连9克，炙甘草9克，干姜9克，桂枝9克，党参6克，半夏9克，大枣4枚。

水二钟，煎取一钟，分5次服，白天服3次，晚上服2次。

方名 甘草泻心汤（《伤寒论》）

治胃气虚弱，腹中雷鸣下利，水谷不化，心下痞硬而满，干呕，心烦不得安等。

炙甘草12克，半夏9克，黄芩9克，干姜9克，黄连3克，大枣4枚，党参9克。

水二钟，煎一钟，去滓，再煎八分，分3次温服。

方名 半夏泻心汤（《伤寒论》）

治寒热互结于胃肠，使胃气不和，肠胃功能失调所致的心下痞满，但满而不痛，干呕或呕吐，不思饮食，肠鸣腹泻，舌苔薄黄而腻，脉弦数。

半夏9克，黄芩9克，黄连3克，干姜9克，党参9克，炙甘草9克，大枣4枚。

水二钟，煎一钟，去滓，再煎八分，分3次温服。

方名 干姜黄芩黄连人参汤（《伤寒论》）

治伤寒误治，寒热格拒，上热下寒证，症见呕吐，或食入口即吐，下利等。参看《呕哕吐》方注，是一张辛开苦降，寒温同调，斡旋中气的代表方。

干姜9克，黄芩9克，黄连9克，党参9克。

水一杯半，煎取七分，分2次温服。

方名 厚朴生姜半夏甘草人参汤(《伤寒论》)

治脾虚气滞的脘腹胀满。

厚朴15克,生姜15克,半夏9克,炙甘草6克,党参3克。水二钟,煎取八分,分3次温服。

以上六方,俱见《伤寒论读》。

按:以上诸法,与《内经》中热消瘅则便寒、寒中之属则便热一节,揆脉证而择用,甚验。张石顽《医通》载之甚详,但古调不弹久矣!

方名 乌梅丸

方见《伤寒》。

余新悟出一方,有泻心之意。上可消痞,下可止泻。肠热胃寒,能分走而各尽其长。非有他方,即伤寒厥阴条之乌梅丸也,屡用屡验。

方名 纯阳正气丸*

方《暑症》。

方名 藿香正气水*

方《温病》。

方名 参苓白术散* 香砂六君子丸* 香连丸*

三方俱见《痢疾》。

方名 木香槟榔丸*

方见《胀满》。

方名　　　附子理中丸 *

方见《反胃》。

方名　　　补中益气丸 *

方见《中风》。

方名　　　麻仁润肠丸 *

治肠胃积热，胸腹胀满，大便秘结。
主要成分：火麻仁，炒苦杏仁，大黄，木香，陈皮，芍药。
为大蜜丸，每服 1~2 丸，一日 2 次。

方名　　　苁蓉通便口服液 *

治老年便秘，产后便秘。
主要成分：肉苁蓉，何首乌，枳实(麸炒)，蜂蜜。
每服 1~2 支，一日 1 次，睡前或清晨服用。

方名　　　更衣丸 *

治病后津液不足，肝火内炽，便秘腹胀。
主要成分：芦荟，朱砂。
每服 6~10 克，一日 1~2 次，饭前服用。

方名　　　半硫丸 *

治老年阳虚便秘。
主要成分：半夏(姜制)，硫黄(制)。
每服 1.5~3 克，一日 2 次。

卷　四

眩晕(耳鸣耳聋)方

方名　　一味大黄散　鹿茸酒

二方见上"三字经"注。

方名　　　加味左归饮

治肾虚头痛如神,并治眩晕目痛。

熟地21~24克,山茱萸9克,怀山药9克,茯苓9克,枸杞9克,细辛3克,炙草3克,川芎6克,肉苁蓉(酒洗,切片)9~12克。

水三杯,煎八分,温服。

方名　　　正 元 丹(《秘旨》)

治命门火衰,不能生土,吐利厥冷。有时阴火上冲,则头面赤热,眩晕恶心。浊气逆满,则胸胁刺痛,脐肚胀急。

人参90克(用附子30克煮汁收入,去附子。),黄芪45克(用川芎30克酒煮汁收入,去川芎。),山药30克(用干姜6克煮汁收入,去干姜。),白术90克(用陈皮15克煮汁收入,去陈皮。),茯苓60克(用肉桂18克酒煮汁收入,晒干勿见火,去桂。),甘草45克(用乌药30克煮汁收入,去乌药。)。

上6味,除茯苓,文武火缓缓焙干,勿炒伤药性,杵为

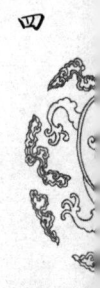

散。每服9克,水一盏,姜3片,红枣1枚,同煎数沸,入盐一捻,和滓调服。服后,饮热酒一杯,以助药力。

方名　　眩晕宁片*

治痰湿中阻,肝肾不足引起的头昏头晕。

主要成分:泽泻,白术,茯苓,半夏(制),女贞子,墨旱莲,菊花,牛膝,陈皮,甘草。

上药为片,每服2~3片,一日3~4次。

方名　　天麻眩晕宁合剂*

治眩晕,恶心,呕吐,舌淡,苔白滑。尤适用于美尼尔氏症。

主要成分:天麻,钩藤,泽泻(制),半夏(制),白术,茯苓,白芍,竹茹,川芎,炙甘草,陈皮,生姜。

口服,每服30毫升,一日3次。

方名　　养血安神糖浆*

治精神倦怠,失眠健忘,卧寝多梦,肾虚腰酸,头晕乏力。

主要成分:首乌藤,鸡血藤,熟地,地黄,合欢皮,墨旱莲,仙鹤草。

口服,每服18毫升,每日3次。

方名　　益气聪明汤(丸)* (《证治准绳》)

治视物昏花,耳鸣耳聋。

黄芪100克,党参100克,葛根60克,升麻60克,黄柏(炒)20克,白芍20克,蔓荆子30克,炙甘草100克。

上为末,为水蜜丸。每服9克,一日2次。汤剂取十分之一,水煎服。

方名　夏枯草膏 *

治头痛,眩晕,高血压症,瘰疬,肺结核,瘿瘤,乳痈肿痛;甲状腺肿大,淋巴结结核,乳腺增生症。

主要成分:夏枯草。

口服,每服9克,日服2次。

方名　山花晶颗粒 *

治阴虚阳亢,头痛眩晕,亦用于高血压、高血脂症。

主要成分:山楂(炒),菊花,枸杞子。

开水冲服,每服20克,日服3次。

方名　牛黄降压丸 *

治肝火旺盛,头痛眩晕,烦躁不安,痰火壅盛;高血压。

主要成分:羚羊角,珍珠,水牛角,牛黄,冰片,白芍,党参,黄芪,草决明,川芎,黄芩,甘松,薄荷,郁金。

为大蜜丸,每服1丸,日服3次。

方名　天麻钩藤颗粒 *

治肝阳上亢型高血压引起的头痛,眩晕,耳鸣,眼花,震颤,失眠。

主要成分:天麻,钩藤,石决明,栀子,黄芩,牛膝,杜仲(盐制),益母草,桑寄生,首乌藤,茯苓。

口服,每服5克,日服3次,开水冲服。

方名　　　脑立清片 *

治肝阳上亢引起的头痛眩晕,耳鸣口苦,心烦难寐及高血压等症。

主要成分:磁石、赭石、珍珠母、清半夏、酒曲、酒曲(炒)、牛膝、薄荷脑、冰片、猪胆汁。

口服,每服5片,日服2次。

方名　　　牛黄上清丸 *

治头痛眩晕,目赤耳鸣,咽喉肿痛,口舌生疮,牙龈肿痛,大便燥结。

主要成分:牛黄、薄荷、菊花、荆芥穗、白芷、川芎、山栀子、黄连、黄柏、黄芩、大黄、连翘、赤芍、当归、地黄、桔梗、甘草、石膏、冰片。

为大蜜丸,每服1丸,日服2次。

方名　　　复方羚角降压片 *

治高血压,充血性头晕胀痛。

主要成分:羚羊角、夏枯草、黄芩、槲寄生。

每服4片,日服2~3次。

方名　　　天母降压片 *

治高血压病肝阳上亢证,症见眩晕、头痛、心悸、心烦、失眠、脉弦。

主要成分:天麻,珍珠母,钩藤,菊花,桑葚。

每服4片,日服2~3次。

方名　　复方首乌地黄丸*

治腰膝酸痛,头痛眩晕,须发早白。

主要成分:何首乌(制),地黄,女贞子(酒制),墨旱莲。

上为末,为水蜜丸。每服3克,一日2次。

方名　　杜仲降压片*

治肾虚肝旺之高血压症。

主要成分:杜仲(炒),钩藤,益母草,夏枯草,黄芩。

每服4~5片,日服3次。

方名　　参茸丸*

治肾虚肾寒,阳痿早泄,梦遗滑精,腰腿酸痛,形体瘦弱,气血两亏。

红参150克,熟地300克,巴戟天150克,陈皮75克,菟丝子(炒)150克,白术(炒)75克,山药150克,黄芪(制)100克,茯苓150克,牛膝100克,肉苁蓉(制)150克,肉桂100克,当归150克,枸杞100克,鹿茸75克,小茴香(盐制)75克,白芍(酒炒)75克,甘草(制)50克。

为大蜜丸,每1丸,一日2次。

方名　　补中益气丸

方见《中风》。

方名　归脾丸*　左归丸*　右归丸*
　　　　金匮肾气丸*　六味地黄丸*
　　　　杞菊地黄丸*　耳聋左慈丸*
　　　　杞菊地黄口服液*

八方俱见《虚痨》。

方名　　黄芪精口服液*

方见《疟疾》。

方名　　龙胆泻肝丸*

方见《遗精》。

方名　　羚羊角粉*

方见《暑症》。

方名　　礞石滚痰丸*　磁朱丸*

二方俱见《癫狂痫》。

方名　　丹栀逍遥丸*

方见《妇人科》。

呕哕吐(呃逆)方

方名　　二　陈　汤(丸)

半夏6克,陈皮3克,茯苓9克,炙草2.4克。

加生姜3片,水二杯,煎八分服。加减法详"三字经"注。

方名　　小柴胡汤(颗粒)

方见《伤寒》。

方名　　吴茱萸汤

方见《心腹痛》。

方名　　大黄甘草汤(《金匮》)

治食已即吐。

大黄15克,甘草4.5克。

水二杯,煎八分服。

方名　　干姜黄芩黄连人参汤(仲景)

凡呕家夹热,不利于香砂橘半者,服此如神。

干姜4.5克,黄芩4.5克,黄连4.5克,人参4.5克。

水一杯半,煎七分服。

方名　　　进退黄连汤

黄连(姜汁炒)4.5克,干姜(炮)4.5克,人参(人乳拌蒸)4.5克,桂枝3克,半夏(姜制)4.5克,大枣2枚。

进法:用本方七味俱不制,水三茶杯,煎一杯温服。退法:不宜用桂枝,黄连减半,或加肉桂1.5克。如上逐味制熟,煎服法同。但空腹服崔氏八味丸9克,半饥服煎剂耳。

方名　　　代赭旋覆汤(《伤寒论》)

即旋覆代赭汤。治胃气虚弱,痰湿内阻,症见心下痞硬,噫气不除。

旋覆花(布包)9克,代赭石(轧细)9克,制半夏9克,党参6克,生姜9克,炙甘草6克,大枣4枚。

水煎,分3次服。

方名　　　参梅养胃冲剂*

治胃痛灼热,嘈杂似饥,口咽干燥,大便干结;浅表性胃炎,胃阴不足型慢性胃炎及各种胃部不适症。

主要成分:北沙参、山楂、乌梅、红花、莪术、青木香、蒲公英、丹参、甘草、白芍、当归。

每服1包,一日3~4次,温开水冲服。

方名　　温胃舒冲剂*　理气和胃口服液*

二方俱见《心腹痛》。

方名　　　藿香正气水*

方《温病》。

方名　　　保和丸*　木香槟榔丸*

　　　　　　左金丸*　木香顺气丸*

四方俱见《胀满》。

方名　　　附子理中丸*

方见《反胃》。

方名　　　逍遥丸*

方见《妇人科》。

方名　　　香砂六君子丸*

方见《痢疾》。

方名　　　丁蔻理中丸*

方见《伤寒》。

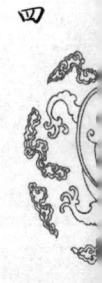

癫狂痫(失眠郁证)方

方名　礞石滚痰丸(王隐君)

治一切实痰异症。孕妇忌服。

青礞石90克(研如米大,同焰硝90克,用新磁罐内封固,以铁线扎之,外以盐泥封固,煅过研末。水飞,60克实。),沉香(另研)30克,川大黄(酒蒸)240克,黄芩(炒)240克。

共为末,水泛为丸,绿豆大。每服3~6克,食远沸汤下。

方名　生铁落饮

治狂妄不避亲疏。

铁落30克(用水六杯,煮取三杯,入下项药。),石膏30克,龙齿2.1克,茯苓2.1克,防风2.1克,玄参15克,秦艽15克。

铁落水三杯,煎一杯服,一日2服。

方名　当归承气汤(秘传方)

治男妇痰迷心窍,逾墙越壁,胡言乱走。

归尾30克,大黄(酒洗)15克,芒硝15克,枳实15克,厚朴15克,炙草9克。

水二杯,煎八分服。

方名　　温胆汤

骆氏《内经拾遗》云：癫狂之由，皆是胆涎沃心，故神不守舍，理宜温胆。亦治痫病。

即二陈汤加枳实6克、鲜竹茹6克，或调下飞矾0.15克。

方名　　当归龙荟丸

治肝经实火，大便秘结，小便涩滞。或胸膈疼痛，阴囊肿胀。凡属肝经实火，皆宜用之。

叶天士云：动怒惊触，致五志阳越莫制，狂乱不避亲疏，非苦降之药，未能清爽其神识也。

当归30克，龙胆草30克，栀子仁30克，黄柏30克，黄连30克，黄芩30克，大黄15克，芦荟15克，青黛15克，木香7.5克，麝香（另研）1.5克。

共为末，神曲糊丸。每服20丸，姜汤下。

方名　　丹矾丸（《医通》）

治五痫。

黄丹30克，白矾60克。

二味入银罐中煅通红，为末。入腊茶30克，不落水猪心血为丸，朱砂为衣。每服30丸，茶清下。久服其涎自便出，半月后更以安神药调之。按：猪心血不黏，宜加炼蜜少许合捣。

方名　　磁朱丸

治癫狂痫如神。

磁石30克,朱砂30克,六神曲(生研)90克。

共研末。另以六神曲30克,水和作饼,煮浮。入前药加炼蜜为丸,如麻子大。沸汤下6克。解见《时方歌括》。

方名　　定痫丸*(《医学心悟》)

治痰热内扰,男女小儿痫证,忽然发作,眩仆倒地,甚则痉挛抽掣,口眼歪斜,痰涎直流,叫喊作声。亦可治癫狂。

明天麻30克,川贝母30克,半夏(姜汁炒)30克,茯苓(蒸)30克,茯神(去木蒸)30克,胆南星(九制者)15克,石菖蒲(杵碎,取粉)15克,全蝎(去尾)15克,甘草(水洗)15克,僵蚕(甘草水洗,去嘴,炒)15克,真琥珀(腐煮灯草,研)15克,陈皮(洗,去白)20克,远志(去心,甘草水泡)20克,丹参(酒蒸)60克,麦冬(去心)60克,朱砂(细研,水飞)9克。

共研末为丸。每服6克,一日2次,温开水送服。

方名　　河车大造丸*(《景岳全书》)

治肝肾心肺虚损,腰酸腿软,骨蒸潮热,梦遗滑精,虚劳咳嗽。

紫河车100克,麦门冬100克,天门冬100克,牛膝(盐炒)100克,黄柏(盐炒)150克,杜仲(盐炒)150克,熟地黄200克,龟甲(醋炙)200克。

为蜜丸,每服6~9克,一日2次。

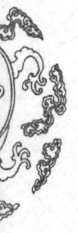

方名 朱砂安神丸 *(《医学发明》)

又名安神丸。治胸中烦热,心神不宁,失眠多梦;男女小儿痫证,忽然发作,眩仆倒地,甚则痉挛抽掣,口眼歪斜,痰涎直流,叫喊作声;亦可治癫狂。

黄连18克,炙甘草8克,当归8克,生地黄8克,朱砂15克。

前4味药共研末,浸蒸饼为丸,朱砂另研,水飞,为衣。每服6克,一日2次,温开水送服。

方名 甘麦大枣汤 *

方见《妇人科》。

方名 酸枣仁汤 *(《金匮》)

治阴虚虚劳不得眠。

酸枣仁18克,茯苓6克,炙甘草9克,知母6克,川芎4.5克。

水煎服,先煎枣仁,后入诸药,取汁,分3次温服。

方名 百合地黄汤 *(《金匮》)

治百合病,邪热伤肺,邪热由肺移脑,头痛,小便赤。

百合30克,生地黄30克。

以水洗百合,渍一宿,当白沫出,去其水,更以泉水二碗,煎取一碗,去滓,内地黄汁,煎取一碗半,分温再服,中病,勿更服。大便当如漆。

方名 半夏秫米汤 *(《内经》)

治痰饮内阻,胃气不和,夜不得卧。
半夏9克,秫米15克。
水煎服。

方名 牛黄清心丸 *

方见《暑症》。

方名 归脾丸 *

知柏地黄丸 * 天王补心丹 *

三方俱见《虚痨》。

方名 逍遥丸 *

方见《妇人科》。

方名 保和丸 * 越鞠丸 *

二方俱见《胀满》。

方名 龙胆泻肝丸 * 金锁固精丸 *

二方俱见《遗精》。

五淋癃闭赤白浊遗精方

方名 　　　五淋汤

通治五淋癃闭。

赤茯苓9克,白芍6克,山栀子6克,当归3克,细甘草4.2克。

加灯芯14寸,水煎服。解见《时方歌括》。

方名 　　　滋肾丸

又名通关丸。治小便点滴不通,及治冲脉上逆、喘呃等证。

黄柏30克,知母30克,肉桂3克。

共研末,水泛为丸,桐子大,阴干。每服9克,淡盐汤下。

方名 　　　补中益气汤(丸)

治一切气虚下陷。

方见《中风》。

方名 　　　萆薢分清饮

治白浊。

川萆薢12克,益智仁4.5克,乌药4.5克,石菖蒲3克。

一本加甘草梢4.5克、茯苓6克。水二杯,煎八分,入盐一捻服,一日2服。

方名　　四君子汤(丸)

主治脾胃气虚。方见《时方歌括》。

党参12克,茯苓12克,白术12克,炙甘草6克。

加生姜5片、大枣2枚,水煎服。丸剂每服6克,一日2次。

歌曰:白浊多因心气虚,不应只作肾虚医。四君子汤加远志,一服之间见效奇。

方名　　龙胆泻肝汤(丸)

治胁痛,口苦,耳聋,筋痿,阴湿热痒,阴肿,白浊,溲血。

龙胆草0.9克,黄芩3克,栀子3克,泽泻3克,木通1.5克,车前子1.5克,当归0.9克,甘草0.9克,生地0.9克,柴胡3克。

水一杯半,煎八分服。丸剂每服6克,一日2次。

方名　　五倍子丸

治遗精固脱之方。

五倍子(青盐煮干,焙)60克,茯苓60克。

为末,炼蜜丸桐子大。每服6克,盐汤下,日2服。

方名　　妙香散

治心气不足,意志不定,心悸恐怖,悲忧惨戚,虚烦少寐,喜怒无常,夜多盗汗,头目眩晕。

怀山药60克,茯苓30克,茯神30克,龙骨30克,远志30克,人参30克,桔梗15克,木香9克,甘草30克,麝香3克,朱砂6克。

共为末。每服9克,莲子汤调下。

方名　　　清淋颗粒*

治膀胱湿热所致的淋症、癃闭,症见尿频涩痛,淋沥不畅,小腹胀满,口干咽燥。

主要成分:瞿麦,扁蓄,木通,车前子(盐炒),滑石,栀子,大黄,炙甘草。

每袋10克,每服1袋,一日2次,开水冲服。

方名　　　四季青片*

治咽喉肿痛,腹痛泻滞,下痢脓血,肛门灼热,小便淋沥涩痛,短赤灼热。

主要成分:四季青浸膏片。

每服5片,一日3次,开水冲服。

方名　　　复方金钱草冲剂*

治膀胱湿热之热淋、石淋、淋沥涩痛。

主要成分:金钱草,车前子,石韦,玉米须。

每袋10克,每服1~2袋,一日3次,开水冲服。

方名　　　排石冲剂*

治肾、输尿管、膀胱等泌尿系统结石症。

主要成分:连钱草,车前子(盐水炒),忍冬藤,石韦,徐长卿、瞿麦、滑石、冬葵子、木通、甘草。

每服1袋,一日3次,开水冲服。

方名　　水蜈蚣冲剂 *

治乳糜尿、乳糜血尿。

主要成分:水蜈蚣干燥全草提取。

每服20克,一日3次,开水冲服。

方名　　金锁固精丸 *(《医方集解》)

治肾虚精亏,症见遗精滑泄,神疲乏力,四肢酸软,腰酸耳鸣。

沙苑蒺藜(炒)60克,芡实(蒸)60克,莲须60克,龙骨(煅)30克,牡蛎(煅)30克。

为末,莲子粉糊为丸。每日1~2次,每次6~9克,淡盐水或开水送服。

方名　　五子衍宗丸 *(《医学入门》)

又名五子补肾丸。治肾虚精亏所致的阳痿不育、遗精早泄、腰痛、尿后余沥。

枸杞子240克,菟丝子(炒)240克,五味子(蒸)30克,覆盆子120克,车前子(盐炒)60克。

上药焙干、晒干,为细末,炼蜜为丸,如梧桐子大。一次6克,一日2次。

方名　十全大补汤(丸)(《太平惠民和剂局方》)

治气血不足,虚劳咳嗽,食少遗精,腰膝无力,疮疡不敛,妇女崩漏。

党参8克,肉桂2克,茯苓8克,白芍(酒炒)8克,川芎4克,甘草(炙)4克,熟地12克,黄芪(炙)8克,白术(炒)8克,当归12克。

水煎服。或为蜜丸,每服6克,一日2次。

方名　六味地黄丸　知柏地黄丸*
　　　　金匮肾气丸　济生肾气丸

四方俱见《虚痨》。

方名　十灰丸*　养阴清肺丸*

二方俱见《血症》。

方名　震灵丸*　乌鸡白凤丸*
　　　　妇科千金片*

三方俱见《妇人科》。

疝气（瘿瘤）方

方名　　五苓散（仲景）

本方治太阳证身热、口渴、小便少。今变其分两，借用治疝。

猪苓6克，泽泻6克，茯苓6克，肉桂3克，白术12克。

水三杯，煎八分服。加木通4.5克、川楝子4.5克、橘核9克、木香3克。

方名　　三层茴香丸

治一切疝气如神。

大茴香（同盐15克炒）15克，川楝子30克，沙参30克，木香30克。

为末，米糊丸，如桐子大。每服9克，空心温酒下，或盐汤下。才服尽，接第二料。

又照前方加荜拨30克，槟榔15克，共150克。根据前丸服法。

若未愈，再服第三料。

又照前第二方加茯苓120克，附子（炮）30克，共前八味，重300克。丸服如前。虽三十年之久，大如栲栳，皆可消散，神效。

方名　　　《千金翼》洗方

治丈夫阴肿如斗,核中痛。

雄黄末30克,矾石60克,甘草21克。

水五杯,煎二杯洗。

方名　　　茴香橘核丸*

治寒凝气滞所致寒疝,症见睾丸坠胀疼痛。

主要成分:小茴香(盐炒),八角茴香,橘核(盐炒),荔枝核,补骨脂(盐炒),肉桂,川楝子,延胡索(醋制),莪术(醋制),木香,香附(醋制),青皮(醋制),昆布,槟榔,乳香(制),桃仁,穿山甲(制)。

为水丸,每服6~9克,一日2次。

方名　　　消瘿丸*

治瘿瘤初起,单纯性地方性甲状腺肿。

主要成分:昆布,海藻,蛤壳,浙贝母,桔梗,夏枯草,陈皮,槟榔。

为大蜜丸,每服1丸,一日3次。

方名　　　知柏地黄丸*

方见《虚痨》。

方名　　　夏枯草膏*

方见《眩晕》。

消 渴 方

方名 　　白虎汤　调胃承气汤

　　　　　　理中丸　乌梅丸

四方俱见《伤寒》。

方名 　　金匮肾气丸　六味地黄丸

　　　　　　清燥救肺汤　炙甘草汤

四方俱见《虚痨》。

方名 　　麦门冬汤(《金匮要略》)

清养肺胃,止逆下气之通剂。

麦门冬12克,半夏4.5克,人参6克,粳米12克,炙甘草3克,大枣2枚。

水二杯,煎八分,温服。

方名 　　麻 仁 丸(《伤寒论》)

又名麻子仁丸。润肠滋燥,缓通大便之通剂。

火麻仁60克,芍药15克,枳实15克,大黄30克,厚朴30克。

研末,炼蜜丸,如桐子大,每服十丸,米饮下,以知为度。

方名　　消渴丸*

治气阴两虚型消渴病,症见多饮,多尿,多食,消瘦,体倦乏力,眠差,腰痛,尿糖及血糖升高。

主要成分:葛根,地黄,黄芪,天花粉,玉米须,南五味子,山药,格列本脲。

为丸,每服5~10丸,一日2~3次,饭前用温开水送服。

痰饮方

方名　　化痰丸(王节斋)

治津液为火熏蒸,凝浊郁结成痰,根深蒂固,以此缓治之。

香附(童便浸炒)15克,橘红30克,瓜蒌仁30克,黄芩(酒炒)30克,天门冬30克,海蛤粉30克,青黛9克,芒硝(另研)9克,桔梗15克,连翘15克。

共研为末,炼蜜入生姜汁少许,为丸如弹子大。每用一丸,嚼化。或为小丸,姜汤送下6克。

方名　　苓桂术甘汤(《金匮》)

治胸胁支满目眩。并治饮邪阻滞心肺之阳,令呼气短。

方名　　肾气丸

治饮邪阻滞肝肾之阴,令吸气短。
二方俱见《喘证》。

方名　　甘遂半夏汤(《金匮》)

治饮邪留连不去,心下坚满。

甘遂6克,半夏(汤洗七次,以水一中杯,煮取半杯,去滓)9克,芍药9克,甘草(炙)3.9克。

水二杯,煎六分,去滓,入蜜 15~30 克,再煎至八分服。

程氏曰:留者行之,用甘遂以决水饮。结者散之,用半夏以散痰饮。甘遂之性直达,恐其过于行水,缓以甘草、白蜜之甘,坚以芍药之苦,虽甘草、甘遂相反,而实以相使,此苦坚甘缓约之之法也。《灵枢经》曰:约方犹约囊。其斯之谓与?尤氏曰:甘草与甘遂相反,而同用之者,盖欲其一战而留饮尽去,因相激而相成也。芍药、白蜜,不特安中,亦缓毒药耳。

方名　　十枣汤(《金匮》)

治悬饮内痛。亦治支饮。

方见《腹痛》。

方名　　大青龙汤(《金匮》)

治溢饮之病属经表属热者,宜此凉发之。

方名　　小青龙汤(《金匮》)

治溢饮之病属经表属寒者,宜此温发之。

以上二方,俱见《伤寒》。

方名　　木防己汤(《金匮》)

人膈中清虚如太空,然支饮之气乘之,则满喘而痞坚,面色黧黑,脉亦沉紧。得之数十日,医者吐之下之俱不愈,宜以此汤开三焦之结,通上下之气。

木防己 9 克,石膏 18 克,桂枝 6 克,人参 12 克。

水二杯,煎八分,温服。

方名 木防己汤去石膏加茯苓芒硝汤(《金匮》)

前方有人参,吐下后水邪因虚而结者,服之即愈。若水邪实结者,虽愈而三日复发,又与前方不应者,故用此汤去石膏之寒,加茯苓直输水道,芒硝峻开坚结也。又此方与小青龙汤,治吼喘病甚效。

木防己 6 克,桂枝 6 克,茯苓 12 克,人参 12 克,芒硝 7.5 克。

水二杯半,煎七分,去滓,入芒硝微煎,温服,微利自愈。

方名 泽泻汤(《金匮》)

支饮虽不中正,而迫近于心,饮邪上乘清阳之位。其人苦冒眩,冒者,昏冒而神不清,如有物冒蔽之也;眩者,目旋转而乍见眩黑也。宜此汤。

泽泻 15 克,白术 6 克。

水二杯,煎七分,温服。

方名 厚朴大黄汤(《金匮》)

治支饮胸满。支饮原不中正,饮盛则偏者不偏,故直驱之从大便出。

厚朴 6 克,大黄 6 克,枳实 4.5 克。

水二杯,煎七分,温服。

方名 葶苈大枣泻肺汤(《金匮》)

治支饮不得息。
方见《气喘》。

方名 小半夏汤(《金匮》)

治心下支饮,呕而不渴。
半夏12克,生姜24克。
水二杯,煎八分,温服。

方名 己椒苈黄丸(《金匮》)

治腹满口舌干燥,肠间有水气。
防己30克,椒目30克,葶苈(熬)30克,大黄30克。
共为细末,炼蜜丸,如梧子大。先饮食服一丸,日三服,稍增之,口中有津液。渴者加芒硝15克。
程氏曰:防己、椒目导饮于前,清者从小便而出;大黄、葶苈推饮于后,浊者从大便而下。此前后分消,则腹满减而水饮行,脾气转输而津液生矣。

方名 小半夏加茯苓汤(《金匮》)

治卒然呕吐,心下痞满,膈间有水气,眩悸者。
即小半夏汤加茯苓15克。

方名 五苓散(《金匮》)

治脐下悸,吐涎沫而颠眩,此水也。

泽泻15克,猪苓9克,茯苓9克,白术9克,桂枝6克。

原书为散剂,米汤和服6克,一日3次。现多采用汤剂,水煎2次,分服。药后多饮暖水,汗出愈。愚按:脐下动气去术加桂,理中丸法也。今因吐涎沫是水气盛,必得苦燥之白术,方能制水。颠眩是土中湿气化为阴霾,上弥清窍,必得温燥之白术,方能胜湿。证有兼见,法须变通。

方名　附方:《外台》茯苓饮

治积饮既去,而虚气塞满其中,不能进食。此证最多,此方最妙。

茯苓7.5克,人参7.5克,白术7.5克,枳实6克,橘皮3.75克,生姜6克。

水二杯,煎七分服,一日3服。

徐忠可曰:俗谓陈皮能减参力,此不唯陈皮,且加枳实之多,补泻并行,何其妙也。

方名　《三因》白散

治寒痰、湿痰,小便不通。

滑石15克,半夏9克,附子(炮)6克。

共研末。每服15克,加生姜3片,蜜9克,水一杯半,煎七分服。

方名　真　武　汤

方见《气喘》。

方名 礞石滚痰丸

方见《癫狂痫》。

方名 指迷茯苓丸 *

方见《中风》。

方名 一味莱菔子汤 *《医学衷中参西录》

治证胸膈痰饮,与外感之邪互相凝结,上塞咽喉,下滞胃口,呼吸不利,满闷短气,饮水不能下行,或转吐出;兼治痰证结胸。

莱菔子(生熟各半)60克。

共捣碎,煎汤一大茶杯,顿服之。

方名 午时茶冲剂 *

治风寒,恶寒发热,内有食积,或伴有呕吐,泄泻等病症。

主要成分:苍术、柴胡、羌活、防风、白芷、川芎、藿香、前胡、连翘、陈皮、山楂、枳实、麦芽(炒)、甘草、桔梗、六神曲(炒)、紫苏叶、厚朴、红茶。

颗粒剂,每服1袋,一日1~2次。

方名 荆防颗粒冲剂 *

治感冒风寒,头痛身痛,恶寒无汗,鼻塞流涕,咳嗽白痰。

荆芥75克,防风75克,羌活75克,独活75克,柴胡

75克,前胡75克,川芎75克,枳壳75克,茯苓75克,甘草25克,桔梗75克。

颗粒剂,每服15克,一日3次。

方名　　参苏理肺丸 *

治身体虚弱,外感风寒,恶寒发热,头痛鼻塞,咳嗽痰多,胸膈满闷,呕逆,无汗,苔白,脉无力。

主要成分:紫苏叶,葛根,前胡,枳壳(炒),桔梗,木香,陈皮,茯苓,法半夏,党参,甘草。

用生姜煎汤泛为小丸,每服6~9克,一日2次,姜汤送服。

方名　　桑菊感冒片 *

方见《温病》。

方名　　板蓝根冲剂 *

治肺胃热盛所致的咽喉肿痛,口咽干燥,急性扁桃体炎等。

主要成分:板蓝根。

每服5~10克,一日3~4次。

方名　　羚羊感冒片 *

治流行性感冒,症见发热恶寒,头痛头晕,咳嗽,胸闷,咽喉肿痛。

主要成分:羚羊角,牛蒡子,淡豆豉,金银花,荆芥,连

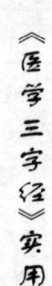

翘,淡竹叶,桔梗,薄荷素油,甘草。

每服4~6克,一日2次。

方名 　　橘 红 丸*

治咳嗽痰多,痰不易出,胸闷口干。

主要成分:橘红,陈皮,半夏(制),茯苓,桔梗,苦杏仁,紫苏子(炒),紫菀,款冬花,瓜蒌皮,浙贝母,地黄,麦冬,石膏,甘草。

为蜜丸,每服1~2丸,一日2次,姜汤送服。

伤寒温病方

太阳

方名　桂枝汤(颗粒)

桂枝9克,白芍9克,甘草(炙)6克,生姜9克(切片)大枣4枚。

水二杯,煎八分,温服。服后少顷,啜粥一杯,以助药力,温覆微似汗。若一服病止,不必再服;若病重者,一日夜作二服。颗粒每服1包,一日3次。加瓜蒌根6克,名桂枝加栝蒌根汤,治痉病有汗。

方名　麻黄汤

麻黄(去根节)9克,桂枝6克,杏仁(去皮尖)9克,甘草3克。

水三杯,先煮麻黄至二杯,吹去上沫,纳诸药,煎八分,温服。不须啜粥,余将息如前法。

方名　大青龙汤

麻黄(去根节)18克,桂枝6克,甘草(炙)6克,杏仁(去皮尖)6克,生姜(切片)9克,大枣4枚,石膏(碎以绵裹)13.5克。

水四杯,先煮麻黄至二杯半。去上沫,纳诸药,再煎八分,温服。温覆取微似汗,汗出多者,以温粉扑之。白术、煅牡蛎、龙骨研末。若汗多亡阳者,以真武汤救之。

方名　小青龙汤(颗粒)

麻黄(去根节)6克,白芍6克,干姜(不炒)6克,甘草6克,桂枝6克,半夏9克,五味子3克,细辛2.4克。

水三杯半,先煮麻黄至二杯半,去沫,纳诸药,煎八分,温服。若渴者,去半夏,加瓜蒌根6克。若噎者,去麻黄,加附子4.5克。小便不利,小腹痛满,去麻黄,加茯苓12克。若喘者,去麻黄,加杏仁9克。按论云:若微利者,去麻黄,加芫花。今芫花不常用,时法用茯苓12克代之,即猪苓、泽泻亦可代也,但行道人当于方后注明。颗粒剂每服6克,一日3次。

方名　桂枝加葛根汤

即桂枝汤加葛根12克。

水三杯半,先煮葛根至二杯半,吹去沫,入诸药,煎至八分,温服。不须啜粥。

方名　葛根汤

葛根12克,麻黄9克,生姜9克,甘草6克,桂枝6克,大枣4枚,白芍6克。

水三杯半,先煎麻黄、葛根至二杯,去沫,入诸药,煎至八分,温服。微似汗,不须啜粥。

阳 明

方名 　　白 虎 汤

石膏(碎绵裹)24克,知母9克,炙草3克,粳米12克。

水三杯,煎一杯,温服。

方名 　　调胃承气汤

大黄(清酒润)12克,炙草6克,芒硝9克。

水二杯半,先煮大黄、甘草取一杯,去滓,入芒硝微煮令沸,少少温服之。

方名 　　小承气汤

大黄12克,厚朴6克,枳实6克。

水二杯,煎八分,温服。初服当更衣,不尔者再煮服,若更衣勿服。

方名 　　大承气汤

大黄(酒润)6克,厚朴12克,枳实6克,芒硝6克。

水三杯,先煮枳实、厚朴至一杯半,去滓,纳大黄;煮一杯,去滓、纳芒硝,微火煮一二沸服。得下,勿再服。

少 阳

方名 　　小柴胡汤(颗粒)

柴胡12克,人参3克,黄芩3克,炙草3克,生姜3

克,半夏6克,大枣2枚。

水二钟,煎一钟,去滓,再煎八分,温服,一日夜作三服。胸中烦而不呕者,去半夏、人参,加瓜蒌6克。渴者,去半夏,加人参2.1克、瓜蒌根6克;腹中痛者,去黄芩,加芍药4.5克;胁下痞鞭,去大枣,加牡蛎6克;心下悸、小便不利者,去黄芩,加茯苓3克;不渴外有微热者,去人参,加桂枝4.5克,温覆取微似汗愈;咳者,去人参、大枣、生姜,加五味子3克、干姜4.5克。颗粒剂每服1~2包,一日3次。

方名　大柴胡汤

柴胡12克,半夏6克,黄芩3克,芍药3克,枳实3克,生姜7.5克,大枣2枚,一本有大黄1.5克。

水三钟,煎八分,温服一钟,一日夜作三服。

太　阴

方名　理中丸汤

人参90克,白术90克,干姜90克,甘草90克。

共研末,蜜丸如鸡子黄大,研碎以沸汤服1丸,日3~4服。服后啜热粥,以腹热为度。或用各9克,水三钟,煎八分,温服。服后啜热粥。若脐上筑者,去术,加桂;吐多者,去术,加生姜6克;下多者,还用术;悸者,加茯苓;渴欲饮水者,加术;腹痛者,加人参;寒者,加干姜;腹满者,去术,加附子;服汤后如食顷,啜热粥,微自温,勿揭衣被。呃逆者,加丁香、白豆蔻,名丁蔻理中丸。丸剂每服1丸,一日2次。

方名　　四逆汤

甘草(炙)12克,干姜6克,附子(生用)6克。
水三钟,煎八分,温服。

方名　　通脉四逆加人尿猪胆汤

干姜18克,甘草12克,附子(生用)6克。
水三钟,煎八分,加猪胆汁10毫升、人尿5毫升,温服。

方名　　桂枝加芍药汤

桂枝6克,生姜6克,大枣4枚,芍药18克,炙草6克。
水三杯,煎一杯服。

方名　　桂枝加大黄汤

桂枝9克,生姜9克,芍药18克,炙草9克,大黄2.1克 大枣4枚。
水三杯,煎八分,温服。

少　阴

方名　　麻黄附子细辛汤

麻黄(去根节)9克 细辛9克 附子4.5克。
水三钟,先煮麻黄至二钟,去沫,入诸药煎七分,温服。

方 名 麻黄附子甘草汤

麻黄(去根)9克,甘草9克,附子4.5克。煎法同上。

方 名 通脉四逆汤

干姜18克,炙草12克,附子(生用)6克。水二杯,煎八分,温服。

方 名 白 通 汤

干姜9克,附子(生用)9克,葱白2根。水三杯,煎八分,温服。

方 名 吴茱萸汤

吴茱萸(汤泡)9克,人参4.5克,大枣4枚,生姜18克。水煎服。

方 名 猪 苓 汤

猪苓9克,茯苓9克,泽泻9克,滑石9克,阿胶9克。水一杯,先煮4味至一杯,去滓,入胶煎化服。

方 名 黄连阿胶鸡子黄汤

黄连12克,黄芩3克,芍药6克,阿胶9克,鸡子黄1枚。

水二杯半,煎一杯半,去滓,入胶烊尽,小冷,入鸡子黄搅令相得。温服,一日三服。

方名　　大承气汤

方见《阳明》。

厥阴

方名　　乌梅丸

乌梅93枚,细辛18克,干姜30克,当归12克,黄连48克,附子(炮)18克,蜀椒(炒)12克,桂枝18克人参18克,黄柏18克。

各另研末,合筛之,以米醋浸乌梅一宿,去核,饭上蒸之,捣成泥,入炼蜜共捣千下,丸如梧子大。先饮食米汤服10丸,日三服,渐加至20丸。

方名　　当归四逆汤

当归9克,桂枝9克,白芍9克,甘草(炙)6克,木通6克,细辛6克,大枣8枚(擘)又一枚取三分之一。

水三杯,煎八分,温服。寒气盛者,加吴茱萸7.5克,生姜24克,以水二杯,清酒二杯,煮取一杯半,温分二服。

方名　　白头翁汤

白头翁3克,黄连4.5克,黄柏4.5克,秦皮4.5克。

水二杯,煎八分,温服。余详于《时方妙用·附录伤寒门》。

温病方

方名　　人参败毒散

方见《痢疾》。

方名　　防风通圣散

方见《中风》。

方名　　藿香正气散(水)

治外受四时不正之气，内停饮食，头痛寒热。或霍乱吐泻，或作疟疾。

藿香90克，白芷90克，大腹皮90克，紫苏90克，茯苓90克，陈皮60克，白术60克，厚朴60克，半夏曲60克，桔梗60克，甘草30克。

每服15克，加姜、枣煎。

藿香正气水外用可治头癣、手足癣、灰指甲、疖、白癜风、外阴瘙痒、外痔。口服液每服5~10毫升，一日2次。

方名　　神圣辟瘟丹

神圣辟瘟丹，留传在世间。正元焚一炷，四季保平安。此歌出聂久吾《汇函》。

羌活，独活，白芷，香附，大黄，甘松，山柰，赤箭，雄黄各等分，苍术倍用。

上为末，面糊为丸弹子大，黄丹为衣，晒干。正月初一清晨，焚一炷辟瘟。

方名　　安宫牛黄丸*(《温病条辨》)

治温热病,邪热内陷心包证。高热烦躁,神昏谵语,口干舌燥,舌红或绛,脉数。亦治中风昏迷,小儿惊厥,属邪热内闭者。

牛黄30克,郁金30克,犀角(水牛角代)30克,黄连30克,黄芩30克,山栀子30克,朱砂30克,雄黄30克,冰片7.5克,麝香7.5克,珍珠15克,金箔衣。

上为极细末,炼蜜为丸,每一丸3克,金箔为衣,蜡护。脉虚者人参汤下,脉实者银花、薄荷汤下,每服一丸。兼治飞尸卒厥,五痫中恶,大人小儿痉厥之因于热者。大人病重体实者,日再服,甚至日三服;小儿服半丸,不知,再服半丸。

方名　　紫雪丹(散)*(《太平惠民和剂局方》)

治热邪内陷心包,热盛动风证。高热烦躁,神昏谵语,痉厥,斑疹吐衄,口渴引饮,唇焦齿燥,尿赤便秘,舌红绛苔干黄,脉数有力或弦数,以及小儿热盛惊厥。

石膏240克,寒水石240克,滑石240克,磁石(水煮)240克,犀角(水牛角代)25克,羚羊角25克,木香25克,沉香25克,丁香5克,玄参80克,升麻80克,炙甘草40克,朴硝160克,硝石160克,朱砂15克,麝香6.25克。

上药制成如霜雪而色紫状药末,故名"紫雪"。每服1.5~3克,以冷开水调服。

方名　　至宝丹*(《太平惠民和剂局方》)

中暑、中风及温病痰热内闭,神昏谵语,身热烦躁,痰盛气粗,舌红苔黄;小儿急惊,心热烦躁,风涎抽搐等。

犀角(水牛角代)30克,玳瑁30克,朱砂30克,琥珀30克,牛黄15克,麝香7.5克,龙脑7.5克,安息香(重汤炖化,去渣,得净末)45克,雄黄30克,金银箔15克。

将水牛角、玳瑁为细末,入余药研匀,和为丸,每丸3克。每服1丸,小儿减半。

方名　　银翘散 *(《温病条辨》)

治温病初起。发热无汗,或有汗不畅,微恶风寒,头痛口渴,咳嗽咽痛,舌尖红,苔薄白或薄黄,脉浮数。

连翘10克,银花10克,苦桔梗6克,薄荷6克,竹叶4克,生甘草5克,荆芥穗4克,淡豆豉5克,牛蒡子6克。

上杵为散,每服18克,鲜苇根汤煎,香气大出,即取服,勿过煮。肺经的药取轻清,过煮则味厚而入中焦矣。病重者,可四小约二时一服,日三服,夜一服;轻者六小时一服,日二服,夜一服;病不解者,作再服。现代可改作汤剂。

制片剂称银翘解毒片,每服4片,一日2~3次。

方名　　桑菊饮 *(《温病条辨》)

治风温初起,但咳,身热不甚,口微渴。

桑叶7.5克,菊花3克,杏仁6克,连翘4.5克,薄荷2.4克,桔梗6克,甘草2.4克,芦根6克。

水二杯,煮取一杯,日2服。

制片剂称桑菊感冒片,每服4~8片,一日2~3次。

妇人科方

方名　　四物汤

统治妇人百病。

当归9克,熟地9克,白芍(酒炒)9克,川芎4.5克。

水三杯,煎八分服。加制香附6克,研碎,炙草3克。加减详《三字经》。

方名　　归脾汤(丸)

方见《虚痨》。

方名　　逍遥散(丸)(景岳)

治妇人思郁过度,致伤心脾冲任之源,血气日枯,渐至经脉不调者。

当归9克,芍药4.5克,熟地15克,枣仁(炒)6克,茯神4.5克,远志1.5克,陈皮2.4克,炙草3克。

水三杯,煎八分服。气虚,加人参;经滞痛,加香附。按方虽庸陋,能滋阳明之燥,故从俗附录之。地黄生用佳。

《和剂局方》中逍遥散:柴胡3克,当归3克,白芍3克,白术3克,茯苓3克,炙甘草1.5克,加煨姜3片、薄荷少许煎汤服。本方加丹皮、山栀子,名丹栀逍遥丸。浓缩丸每服8粒,一日3次。

方名　　二　陈　汤(丸)

方见《中风》。

方名　　六君子汤(丸)

方见《反胃》。

方名　　保生无忧散

妇人临产,先服三两剂,自然易生。或遇横生倒产,连日不生,服二三剂,神效。

当归(酒洗)4.5克,川贝母3克,黄芪(生用)2.4克,艾叶2.1克,酒芍3.6克(冬日3克),菟丝子4.2克,厚朴(姜汁炒)2.1克,荆芥穗2.4克,枳壳(麸炒)1.8克,川芎6.6克,羌活1.5克,甘草1.5克。

加生姜3片,水二杯,煎八分,空心服。

此方全用撑法。当归、川芎、白芍养血活血者也,厚朴去瘀血者也,用之撑开血脉,俾恶露不致填塞。羌活、荆芥疏通太阳,将背后一撑,太阳经脉最长,太阳治则诸经皆治。枳壳疏理结气,将面前一撑,俾胎气敛抑而无阻滞之虞。艾叶温暖子宫,撑动子宫则胞胎灵动。贝母、菟丝最能滑胎顺气,将胎气全体一撑,大具天然活泼之趣矣。加黄芪者,所以撑扶元气,元气旺,则转动有力也。生姜通神明、去秽恶、散寒止呕,所以撑扶正气而安胃气。甘草协和诸药,俾其左宜右有,而全其撑法之神也。此方人多不得其解,程钟龄注独超,故全录之。

方名　　　　加味归芎汤

治妊娠伤胎，腹痛难产，胞衣不下。

川芎9克，当归身15克，龟板(生研)9克，妇人生过男女顶门发(烧如鸡子大)。

水三杯，煎八分服。如人行五里即生。

方名　　　　当归补血汤

治劳倦内伤，气弱血虚，身热面赤，烦渴欲饮，以及妇人经行、产后血虚发热头痛。

当归9克，炙黄芪30克。

水煎服。加附子9克，神效；或加桂3克。

方名　　　　失　笑　散

方见《心腹痛》。

方名　　　　生化汤(丸)

治产后恶露不行或行而不畅，夹有血块，小腹冷痛。

当归15克，川芎6克，干姜(炮)1.5克，桃仁(去皮尖)4.5克，甘草(炙)3克。

水二杯，煎八分服。产后风、口噤、角弓反张者，宜加荆芥穗9克。又方，中风口噤，用华佗愈风散，即荆芥穗一味焙为末，勿焦黑，以童便和酒送下。口噤药不下者，用9克，再以童便煎好，从鼻孔灌下。丸剂每服1丸，一日3次。

方名　　桂 枝 汤(颗粒)

方见《伤寒》。

方名　　附 子 汤(《伤寒论》)

治阳气不足,寒湿内侵,关节疼痛,恶寒肢冷。

炮附子9克,茯苓9克,人参6克,白术12克,白芍9克。

水煎服。

方名　　桂枝茯苓丸(《金匮》)

治妇人少腹宿有癥块,经少经痛,崩中露下,死胎不下,胞衣不出,恶露不止。

桂枝9克,茯苓9克,丹皮9克,桃仁9克,赤芍9克。

共为细末,炼蜜为丸,如梧桐子大,每次3~6克,一日2~3次。

方名　　当归芍药散(《金匮》)

治妊娠腹中痛。

当归9克,芍药30克,川芎15克,茯苓12克,白术12克,泽泻15克。

共为细末,每次6~9克,酒调送下,一日3次。

方名　　干姜人参半夏丸(《金匮》)

治妊娠呕吐及脾胃虚寒呕吐。

干姜30克,人参30克,半夏60克。

共为细末,以生姜汁糊为丸,如梧桐子大,每次10粒,一日3次。

方名　当归贝母苦参丸(《金匮》)

治妊娠小便不利,饮食如故。

当归120克,贝母120克,苦参120克。

共研末,炼蜜为丸如小豆大,每服3丸,加至10丸。

方名　当归散(《金匮》)

瘦而有火,胎不安者,宜此。

当归50克,黄芩50克,芍药50克,川芎50克,白术25克。

共研末。酒服方寸匕。今用3克,日再服。妊娠常服即易产,胎无疾苦。产后百病悉主之。

方名　白术散(《金匮》)

肥白有寒,胎不安者,此能养胎。

白术90克,川芎90克,川椒90克,牡蛎90克。

为末,酒服3克。日三服,夜一服。但苦痛,加芍药;心下毒痛,加川芎;心烦吐痛不食,加细辛、半夏服之,后更以醋浆服之。复不解者,小麦汁服之。已后渴者,大麦汁服之。病虽愈,服勿置。

方名　　葵子茯苓散(《金匮》)

治妊娠有水气,小便不利,身重头眩。

冬葵子90克,茯苓27克。

共为细末,每次3克,一日3次。

方名　　小柴胡汤(颗粒)

方见《伤寒》。

方名　　竹叶汤(《金匮》)

治产后中风,病痉发热,面正赤,喘而头痛。

鲜竹叶49片,葛根9克,防风3克,桔梗3克,桂枝3克,人参3克,附子(炮)3克,甘草3克,大枣5枚,生姜15克。

水三杯,煎八分,温服,温覆使汗出,日夜作三服。头项强,加附子1.5克,煎药扬去沫;呕者,加半夏6克。

愚按:自汗者,去葛根,加瓜蒌根9克,附子1.5克。产后痉症,十中只可救一,除此方外,无一善方。

方名　　阳旦汤(《金匮》)

即桂枝汤。治中风伤寒,脉浮,发热往来,汗出恶风,项颈强,鼻鸣干呕。

桂枝9克,白芍9克,甘草(炙)6克,生姜9克(切片),大枣4枚。

水二杯,煎八分,温服。服后少顷,啜粥一杯,以助药力,温覆微似汗。若一服病止,不必再服;若病重者,一日夜作二服。渴者,去桂枝,加黄芩6克、瓜蒌9克;利者,去白芍、桂枝,加干姜9克、附子3克;心下悸者,去白芍,加茯苓12克;虚劳里急者,倍用白芍,加饴糖30克。

方名　当归生姜羊肉汤

方见《心腹痛》。

方名　枳实芍药散(《金匮》)

治产后腹痛,烦满不得卧。

枳实(炒)、芍药各等分。

共为细末,每次3克,一日3次,麦粥送下。

方名　下瘀血汤(《金匮》)

治产后腹痛,有瘀血著脐下,亦治经水不利。

大黄9克,桃仁6克,土䗪虫3克。

水煎,分4次服。如服后血去痛止者即停服。

方名　大承气汤

方见《伤寒》。

方名　竹皮大丸(《金匮》)

治妇人乳中虚,烦乱呕逆。

生竹茹15克,石膏15克,桂枝7.5克,甘草18克,白薇7.5克。

上五味为细末,以枣肉和丸如丸弹子大,以饮服1丸,日3夜2服。有热者倍用白薇,烦喘者加柏子仁6克。

方名 白头翁加甘草阿胶汤(《金匮》)

治产后下利虚极。

白头翁6克,黄连9克,黄柏9克,秦皮9克,甘草6克,阿胶(烊化冲服)6克。

水煎,分3次温服。

方名 甘麦大枣汤

治思虑过度,脏阴不足所致的脏躁病。

甘草9克,小麦48克,大枣10枚。

水三杯,煎一杯服,日作三服。

方名 温经汤(《金匮》)

治冲任虚寒,瘀血阻滞,月经不调,虚寒不孕等。

吴茱萸9克,当归6克,川芎6克,白芍6克,人参6克,桂枝6克,阿胶(烊化冲服)6克,丹皮6克,麦冬15克,半夏7.5克,生姜6克,甘草6克。

水煎,分3次温服。

方名 调经养血丸*

治妇女血虚气滞,月经不调,赤白带下,腰酸腹胀。

当归60克,白芍(炒)30克,香附(制)100克,陈皮10克,熟地60克,川芎30克,甘草(炙)15克,大枣80克,白术(炒)60克,续断30克,砂仁15克,黄芩(酒炒)20克。

为水蜜丸,每服9克,一日2次,温开水送服。

方名　　四物益母丸*

治妇女血虚血滞,月经不调。

熟地400克,当归(酒炒)400克,川芎100克,白芍(麸炒)100克,益母草800克。

为水蜜丸,每服9克,一日2次,温开水送服。

方名　　安坤赞育丸*

治气血两亏,肝肾不足,形瘦虚羸,神倦体疲,面黄浮肿,心悸失眠,腰膝酸软,午后低热,骨蒸潮热,月经不调,崩漏带下,产后虚弱,瘀血腹痛,大便溏泻。

香附(醋制)96克,鹿茸24克,阿胶24克,紫河车20克,白芍16克,当归16克,牛膝14克,川牛膝14克,北沙参12克,没药(醋制)12克,天冬11.5克,补骨脂(盐制)11克,龙眼肉10克,茯苓8克,黄柏8克,龟甲8克,锁阳8克,杜仲(盐制)8克,秦艽8克,鳖甲(醋制)8克,艾叶(炭)8克,白薇8克,延胡索(醋炒)8克,山茱萸(酒制)8克,鹿尾7.5克,枸杞子6克,鸡冠花6克,黄芪6克,乳香(醋制)6克,赤石脂(煅)6克,鹿角胶6克,菟丝子4克,肉苁蓉(酒制)6克,鸡血藤4克,桑寄生4克,琥珀4克,甘草4克,人参2克,乌药3克,丝棉(炭)2克,血余炭2克,白术(麸炒)24克,西红花0.8克,地黄16克,砂仁24克,沉香13克,酸枣仁(炒)16克,续断10克,陈皮14克,橘红8

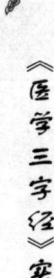

克,川芎12克,泽泻8克,黄芩10克,青蒿6克,远志(制)8克,肉豆蔻(煨)6克,藁本6克,红花4克,柴胡6克,木香2克,紫苏叶5克,熟地黄16克,丹参2克。

为大蜜丸,一次9克,一日2次。

方名　　艾附暖宫丸*

治子宫虚寒,月经不调,经来腹痛,腰酸带下。

艾叶(炭)120克,香附(醋制)240克,吴茱萸(制)80克,肉桂20克,当归120克,川芎80克,白芍(酒炒)80克,地黄40克,黄芪(蜜炙)80克,续断60克。

上10味,为细末,炼蜜为丸。一次9克,一日2~3次。

方名　　温经丸*

治气虚血寒所致的腹痛,痛经,湿寒白带。

主要成分:党参,白术(麸炒),茯苓,黄芪,干姜,附子(制),郁金,厚朴(姜制),肉桂,吴茱萸(制),沉香。

为大蜜丸,每次1丸,一日2次,温开水送服。

方名　　八珍益母丸*

治妇女气血两虚,体弱无力,月经不调。

益母草200克,党参50克,白术(炒)50克,茯苓50克,甘草25克,当归100克,白芍(酒炒)50克,川芎50克,熟地100克。

为蜜丸,每服9克,一日2次,温开水送服。

方名　　　当归调经冲剂 *

治贫血衰弱，病后、产后血虚以及月经不调，痛经。

当归 300 克，熟地 20 克，川芎 10 克，党参 20 克，白芍 20 克，甘草 10 克，黄芪 20 克。

每次 10 克，一日 2~3 次，温开水送服。

方名　　　四制香附丸 *

治血虚气滞，月经不调，胸腹胀满。

香附（醋制）400 克，熟地 100 克，当归（炒）100 克，川芎 100 克，白芍（炒）100 克，白术（炒）75 克，泽兰 75 克，陈皮 75 克，黄柏 75 克，甘草（炙）25 克。

上为末，制水蜜丸，每次 6~9 克，一日 2 次，温开水送服。

方名　　　妇科养荣丸 *

治气血不足，肝郁不舒，头晕目眩，月经不调，血漏血崩，贫血体弱及不孕。

当归 200 克，白术 200 克，熟地 200 克，川芎 150 克，白芍（酒炒）150 克，香附（醋制）150 克，益母草 150 克，黄芪 100 克，杜仲 100 克，艾叶（炒）100 克，麦冬 50 克，阿胶 50 克，甘草 50 克，陈皮 50 克，茯苓 50 克，砂仁 10 克。

为水丸，一次 8 粒，一日 3 次。

方名　　震灵丸 *

治瘀血腹痛,崩漏、吐血、咳血、便血、尿血。

赤石脂(醋煅)200克,禹余粮(醋煅)200克,朱砂50克紫石英(醋煅)200克,赭石(醋煅)200克,乳香(制)100克没药(制)100克,五灵脂(醋炒)100克,糯米粉100克。

共为末,水泛为丸,朱砂为衣。每服9克,一日2~3次,空腹温开水送服。

方名　　乌鸡白凤丸 *

治气血两虚,身体瘦弱,腰膝酸软,月经不调,崩漏、带下,以及紫癜、贫血、癥闭、阳痿。

乌鸡(去毛爪肠)640克,鹿角胶128克,鳖甲(制)64克,牡蛎(煅)48克,桑螵蛸48克,人参128克,黄芪32克,当归144克,白芍128克,香附(醋制)128克,天冬64克,甘草32克,地黄256克,熟地黄256克,川芎64克,银柴胡26克,丹参128克,山药128克,芡实(炒)64克,鹿角霜48克。

为大蜜丸,一次9克,一日2次。

方名　　妇科千金片 *

治湿热瘀阻所致的带下病,腹痛。

主要成分:千金拔、单面针、金樱根、穿心莲、功劳木、党参、鸡血藤、当归。

每服6片,一日3次,温开水送下。

方名　　　妇女痛经丸*

治气血凝滞,小腹胀痛,经期腹痛。

主要成分:延胡索(醋炒),丹参,五灵脂(醋炒),蒲黄(炭)。

浓缩丸,每次50粒,一日2次,温开水送服。

方名　　　少腹逐瘀汤(丸)*(《医林改错》)

治血瘀有寒引起的小腹胀痛,腰痛,月经不调,白带。

当归300克,蒲黄300克,五灵脂(醋炒)200克,赤芍200克,小茴香(盐炒)100克,延胡索(醋炒)100克,没药(炒)100克,川芎100克,肉桂100克,炮姜20克。

为大蜜丸,每次1丸,一日2~3次,用温黄酒或温开水送服。或减量水煎服。

方名　　　保胎丸*

治妊娠气虚,腰酸腿痛,胎动不安,屡经流产。

熟地125克,艾叶(炭)200克,荆芥穗50克,贝母100克,槲寄生150克,菟丝子(酒制)200克,黄芪200克,白术(炒)200克,枳壳(炒)150克,砂仁125克,黄芩100克,厚朴(姜制)50克,甘草25克,川芎150克,白芍200克,羌活25克,当归200克。

为大蜜丸,每次9克,一日2次,温开水送服。

方名　　　云南白药*

方见《血症》。

方名 六味地黄丸 *　知柏地黄丸 *

二方俱见《虚痨》。

方名 十全大补丸 *　五子衍宗丸 *

二方俱见《遗精》。

方名 固冲汤 *（《医学衷中参西录》）

治崩漏淋漓不断，或月经延期不止，腰酸下坠，乏力气短，脉虚或细弱。

白术（炒）30克，生黄芪18克，龙骨（煅，先煎）24克，牡蛎（煅，先煎）24克，山萸肉24克，白芍12克，海螵蛸（捣细）12克，茜草9克，棕榈炭6克，五倍子（研末冲）1.5克。

水煎服，五倍子为细末，分两次头、二煎冲服。脉象热者，加生地30克；凉者，加炮附子9克。

方名 完带汤 *（《傅青主女科》）

治妇人带下色白或淡黄，清稀无臭，面色㿠白，乏力倦怠，舌淡苔白，脉弦缓无力者。

白术（炒）30克，山药（炒）30克，党参9克，白芍（酒炒）15克，车前子（酒炒，包煎）9克，苍术9克，陈皮1.5克，黑芥穗1.5克，柴胡1.8克，甘草3克。

水煎，分二次服。

小儿科方

小儿无专方，以上诸方，折为小剂用之。今儿科开口即曰食、曰惊、曰风、曰疳，所用之药，大抵以钩藤、秦艽、防风、羌活、独活、天麻、前胡、全蝎、僵蚕为祛风之品；朱砂、牛黄、胆星、石菖蒲、天竺黄、代赭石、青黛、赤芍、金银煎汤，为定惊之品；以山楂、神曲、麦芽、谷芽、莱菔子、枳壳、厚朴、槟榔、草果为消食之品；以芫荑、榧子、使君子、螟蛉土、五谷虫为治疳之品。如杏仁、葶苈、酒芩、桑白皮、半夏曲、苏陈皮、贝母、天花粉之类，谓为通用调气化痰之善药。父传子，师传徒，其专方皆杀人之具也。钱仲阳以金石之药为倡，犹有一二方近道处，至《铁镜》采薇汤则乱道甚矣。近日儿科，只用以上所列诸药，任意写来，造孽无已，实堪痛恨！

小儿科所列举的桂枝汤、桂枝加葛根汤、桂枝加栝蒌根汤、小柴胡汤、理中汤、通脉四逆汤、白通汤、吴茱萸汤、桂枝加芍药汤、桂枝加大黄汤、猪苓汤、黄连阿胶汤、乌梅丸、白头翁汤十四方俱见《伤寒》。

方名　　玉屏风散颗粒*

治表虚不固，自汗恶风，面色㿠白或体虚易感风邪。
主要成分：黄芪，白术（炒），防风。

成人每服5克,日服3次。小儿酌减。

方名　　　风寒感冒冲剂 *

治风寒感冒,发热,头痛恶寒,无汗,咳嗽,鼻塞,流清涕。

主要成分:麻黄,葛根,紫苏叶,防风,桂枝,白芷,陈皮,苦杏仁,桔梗,甘草,干姜。

每袋8克,成人每服1包,一日服3次。三岁至七岁一次0.3袋,七岁以上一次0.5袋

方名　　　小儿感冒颗粒 *

治风热感冒,恶寒轻,汗出而热不解,头痛鼻塞,咳嗽,口渴咽干。

主要成分:广藿香,菊花,连翘,大青叶,板蓝根,地黄,地骨皮,白薇,薄荷,石膏。

一岁以内一次0.5袋,一岁至三岁一次0.5~1袋,四岁至七岁一次1~1.5袋,八岁至十二岁一次2袋,一日服2次。

方名　　　止咳宁嗽胶囊 *

治风寒咳嗽,呕吐,咽喉肿痛。

桔梗125克,荆芥125克,百部100克,紫菀(制)100克,白前(制)100克,前胡50克,款冬花(蜜炙)50克,麻黄(蜜制)25克,陈皮50克,苦杏仁(炒)50克,防风50克。

口服,成人每服4~6粒,日服2~3次。小儿酌减。

卷四

方名　　复方鲜竹沥液*

治痰热咳嗽。

主要成分：鲜竹沥,鱼腥草,生半夏,生姜,枇杷叶,桔梗,薄荷油。

口服,成人每服20毫升,日服2~3次。小儿酌减。

方名　　百咳静糖浆*

治各种咳嗽,支气管炎,上呼吸道感染,百日咳。

主要成分：陈皮,麦冬,前胡,百部(蜜炙),半夏,黄芩,苦杏仁(炒),桔梗,黄柏,桑白皮,甘草,麻黄(蜜炙),葶苈子(炒),紫苏子(炒),天南星(炒),瓜蒌仁(炒)。

口服,成人每服20~25毫升,日服3次。一岁至二岁一次5毫升,三岁至五岁一次10毫升。

方名　　大山楂丸*

治食欲不振,消化不良,脘腹胀闷。

生山楂320克,六神曲(麸炒)48克,麦芽(炒)48克。

为蜜丸,成人每服1丸,一日2~3次,温开水冲服。小儿酌减。

方名　　加味保和丸*

治饮食不消,胸膈闷满,嗳气呕恶。

白术(麸炒)36克,茯苓36克,陈皮72克,厚朴(姜炙)36克,枳实36克,枳壳(麸炒)36克,香附(醋炙)36克,山楂(炒)36克,六神曲(麸炒)36克,麦芽(炒)36克,法半夏9克。

为水丸,成人每服6克,一日2次。小儿酌减。

方 名　　　小儿健脾丸*

治小儿脾胃虚弱引起的消化不良,不思饮食,大便溏泻,体弱无力。

人参30克,白术(麸炒)9克,茯苓9克,甘草(炙)30克,陈皮60克,法半夏30克,白扁豆(去皮)60克,山药60克,莲子(去心)60克,山楂60克,桔梗30克,砂仁30克,六神曲(麸炒)60克,麦芽(炒)60克,玉竹60克。

为蜜丸,每服1~2丸,一日3次。

方 名　　　健胃消食片*

治脾胃虚弱所致的食积,症见不思饮食,嗳腐酸臭,脘腹胀满,消化不良。

主要成分:太子参、陈皮、山药、炒麦芽、山楂。

口服,可以咀嚼,成人一次3片,日服3次。小儿酌减。

方 名　　　小儿健脾止泻丸*

治小儿脾胃受寒,水泻不止。

党参150克,白术(土炒)150克,茯苓105克,甘草30克,丁香30克,砂仁30克,肉豆蔻(麸煨)30克,山药30克,豆蔻100克。

为蜜丸,每服3克,一日2次。

方名　　小儿腹泻贴 *

治寒泻证。适用于儿童腹泻等症的辅助治疗。

主要成分:远红外纳米陶瓷粉和基质组成。

外用。适用于神阙穴(肚脐),重症患者加中脘穴。一日1次,每次1~2贴。

方名　　小儿泻痢片 *

治湿热腹泻,红、白痢疾。

主要成分:葛根、黄芩、黄连、厚朴、白芍、茯苓、焦山楂、乌梅、甘草、滑石粉。

口服,一岁以下 1 片,二岁至三岁 2~3 片,四岁以上 4~6 片,一日 4 次。

方名　　补脾益肠丸 *

治脾虚泄泻,症见腹泻腹痛、腹胀、肠鸣、粘液血便或阳虚便秘。

主要成分:黄芪、党参(米炒)、砂仁、白芍、当归(土炒)、白术(土炒)、肉桂、延胡索(制)、荔枝核、干姜(炮)、甘草(炙)、防风、木香、补骨脂(盐制)、赤石脂(煅)。

为水蜜丸,成人每服 6 克,一日 3 次。儿童酌减。

方名　　小儿启脾丸 *

治脾胃虚弱引起的食欲不振,消化不良,腹胀便溏。

人参 30 克,白术(麸炒)24 克,茯苓 30 克,陈皮 24 克,

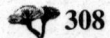

山药 30 克,莲子 30 克,山楂(炒)30 克,六神曲(麸炒)15 克,麦芽(炒)15 克,泽泻 24 克。

为蜜丸,每服 1~2 丸,一日 2~3 次。周岁以内小儿酌减。

方名　　复方黄芪健脾口服液*

治小儿脾胃虚弱所致的厌食,易反复外感,营养不良者。

主要成分:黄芪,莱菔子(炒),白术(炒),山药(炒)山楂(炒),桑叶,大枣。

口服,三岁以下 5~10 毫升,三岁以上 10~20 毫升,一日 2 次,用时摇匀。

方名　　便 秘 通*

治大便秘结,面色无华,腹胀,神疲气短,头晕耳鸣,腰膝酸软。

主要成分:白术,肉苁蓉(淡),枳壳。

口服,成人每服 20 毫升,日服 2 次,可适量加蜜糖。疗程 1 个月。小儿酌减。

方名　　麻仁润肠丸*

方见《便秘》。

方名　　牛黄清心丸*

方见《暑症》。

附 录

阴 阳

识一字便可为医说

客有问于余曰：医之为道，乃古圣人泄天地之秘，夺造化之权，起死回生，非读破万卷书，参透事事物物之理者不能。今非通儒而业此，亦能疗人病获盛名，何也？余曰：天地间有理有数，理可胜数，则有学问之医，远近崇之，遂得以尽其活人之道。然仲景为医中之圣，尚未见许于当时，观《伤寒论》之序文可见，犹宣圣以素王老其身，天之意在万世，不在一时也。仲景之后，名贤辈出，类皆不得志于时，闭门著书，以为传道之计；而喻嘉言、柯韵伯二先生书，尤感愤而为不平之鸣，此理数之可言而不可言者矣。今之业医者，无论不足为通儒，而求其识字者，则为良医矣。无论其识多字也，只求其识一字者，亦可以为良医矣。客曰：此何字也，得毋所谓丁字乎？余曰：亦其类耳。不必他求，即人字是也。人乃阴精阳气合而成之者也，左为阳，左边一丿，阳之位也；右为阴，右边一乀，阴之位也。作书者，遇丿处自然轻手挥之，阳主乎气，轻清之象也；遇乀处自然重手顿之，阴主乎精,重浊之象也。两画不相离,阴阳互根之道也;两画各自位置,阴阳对待之道也。丿在左者不可使之右,乀在右者不可使之左,阴阳不离之道也。左丿由重而轻,万物生于水,即男女媾精,万物化生之义,由阴而阳也。右乀由轻而重,形生于气,即大哉乾元,乃通统天,至哉坤元,乃顺承天之义,阳统乎阴也。二者合之则成人,合之之义,医书谓之曰抱,《周易》名之曰交,交则为泰矣。试以形景浅言之,人之鼻下口上水沟穴,一名人中,取人身居乎天地中之义也。天气通于鼻,地气通于口。天食人以五气,鼻受之;地食人以五味,口受之。穴居其中,故曰人中。自人中而上,目、鼻、耳皆两窍,偶画。自人中而下,口与二便皆单窍,奇画。上三画偶而为阴,下三画奇而为阳,取天地之义,合成泰卦也。形景主外,犹必合阴阳之象而成人,况人之所以生之理乎,人之为义大矣哉!子若遇医者,问此一字,恐高车驷马,诩诩以名医自负者,亦一字不识也。客闻予言,亦大笑而去。

脏 腑

十二官

《灵兰秘典论》云：心者，君主之官也，神明出焉。肺者，相傅之官，治节出焉。肝者，将军之官，谋虑出焉。胆者，中正之官，决断出焉。膻中者，臣使之官，喜乐出焉。脾胃者，仓廪之官，五味出焉。大肠者，传道之官，变化出焉。小肠者，受盛之官，化物出焉。肾者，作强之官，伎巧出焉。三焦者，决渎之官，水道出焉。膀胱者，州都之官，津液藏焉，气化则能出矣。按此以脾胃合为一官，恐错简耳。《刺法补遗篇》云：脾者，谏议之官，知周出焉；胃者，仓廪之官，五味出焉。采此补入，方足十二官之数。

心 说

心，火脏，身之主，神明之舍也。小篆尝言，心字篆文只是一倒火字耳。盖心，火也，不欲炎上，故颠倒之，以见调燮之妙也。祝无功曰：庖氏一画，直竖之则为丨，左右倚之则为丿为乀，缩之则为丶，曲之则乚，乚、圆而神，一丨丿乀方以直，世间字变化浩繁，未有能外一丨丿乀结构之者。独心字欲动欲流，圆妙不居，出之乎一丨丿乀之外，更索一字与作对不得。正以心者，新也。神明之官，变化而日新也。心主血脉，血脉日新，新新不停，则为平人，否则病矣。其合脉也,其荣色也,开窍于舌。

肝说

肝,木脏,魂所藏也。肝者,干也,以其体状有枝干也。又位于东方,而主生气。时医昧其理,反云肝无补法,宜凉、宜伐,只泥木克土之一说,而不知后天八卦配河图之象。三八为木,居东,即后天震巽之位,巽上坤下则为观,《易》曰:观,天之神道,而四时不忒。上坤下震则为复,《易》曰:复,其见天地之心乎,为义大矣哉!其合筋也,其荣爪也,开窍于目。

脾说

脾为土脏,藏意与智,居心肺之下,故从卑。又脾者,裨也,裨助胃气以化谷也。经云"纳谷者昌",其在此乎。其合肉也,其荣唇也,开窍于口。

肺说

肺,金脏,魄所藏也。肺者,沛也,中有二十四孔,分布清浊之气,以行于诸脏,使沛然莫御也。《内经》曰:肺恶寒。又曰:形寒饮冷则伤肺。勿只守火克金之一说也。其合皮也,其荣毛也,开窍于鼻。

肾说

肾,水脏,藏精与志,华元化谓为性命之根也。又肾者,任也,主骨,而任周身之事,故强弱系之。《甲乙经》曰:肾者,引也,能引气通于骨髓。《卮言》曰:肾者,神也,妙万物而言也。其合骨也,其荣发也,开窍于二阴。

胃 说

胃,属土,脾之腑也,为仓廪之官,五谷之府,故从田。田乃五谷所出,以为五谷之市也。又胃者,卫也,水谷入胃,游溢精气,上出于肺,畅达四肢,布护周身,足以卫外而为固也。

胆 说

字从詹,不从旦。胆音檀,乃口脂泽也,与膽不同。今从胆者,乃传袭之讹也。

膽,属木,肝之腑也。为中正之官,中清之府,十一经皆取决于膽。人之勇怯邪正,于此詹之,故字从詹。又,膽者,担也,有胆量方足以担天下之事。肝主仁,仁者不忍,故以膽断;膽附于肝之短叶间,仁者必有勇也。

大肠小肠说

大肠,传道之官,变化出焉,属金,为肺之腑。小肠,受盛之官,化物出焉,属火,为心之腑。人纳水谷,脾气化而上升,肠则化而下降。盖以肠者,畅也,所以畅达胃中之气也,肠通畅则为平人,否则病矣。

三焦说

三焦者,上、中、下三焦之气也。焦者,热也,满腔中热气布护,能通调水道也。为心包络之腑,属火。上焦不治,则水泛高源。中焦不治,则水留中脘。下焦不治,则水乱二便。三焦气治,则脉络通而水道利,故曰决渎之官。

手心主说(即心包络)

心乃五脏六腑之主,其包络为君主之外卫,相火代君主而行事也,所以亦有主名。何以系之以手?盖以手厥阴之脉,出属心包;手三阳之脉,散络心包;是手与心主合,故心包络称手心主。五脏加此一脏,实六脏也。

膀胱说

膀胱,属水,为肾之腑。经云:膀胱者,州都之官,津液藏焉,气化则能出矣。言其能得气化,而津液外出,滋润于皮毛也。若水道之专司,则在三焦之腑。故经云:三焦决渎之官,水道出焉。言其热气布护,使水道下出而为溺也。《内经》两出字:一为外出,一为下出,千古罕明其旨,兹特辨之。又膀者,旁也;胱者,光也。言气海之元气足,则津液旁达不穷,而肌腠皮毛皆因以光滑也。

命门说

越人指右肾为命门,诸家非之。余考《内经》太阳根于至阴,结于命门。命门者,目也。《灵枢·结根篇》、《卫气篇》、《素问·阴阳离合论》,三说俱同。后读《黄庭经》云:上有黄庭,下有关元;后有幽门,前有命门。方悟其处。凡人受生之初,先天精气聚于脐下,当关元、气海之间。其在女者,可以手扪而得，俗名产门。其在男者，于泄精之时，自有关阑知觉。此北门锁钥之司，人之至命处也。又考越人七冲门之说谓：飞门，唇也；户门，齿也；吸门，会厌也；贲门，胃之上口也；幽门，大肠下口也；阑门，小肠下口也；魄门，肛门也，便溺由气化而出。又增溺窍为气门。凡称之曰门，皆指出入之处而言也。况身形未生之初，父母交会之际，男之施由此门而出，女之受由此门而入。及胎元既足，复由此门而生。故于八门之外，重之曰命门也。若夫督脉十四椎中，有命门之穴，是指外腧而言，如五脏六腑腧一理。非谓命门即在此也。

经　络

经络歌诀

江讱庵《本草备要》后附此，宜熟读之，无庸再著。

四 诊

望 色

春夏秋冬长夏时,青黄赤白黑随宜。
左肝右肺形呈颊,心额肾颐鼻主脾。
察位须知生者吉,审时若遇克堪悲。
更于黯泽分新旧,隐隐微黄是愈期。

又有辨舌之法。舌上无苔为在表,鲜红为火,淡白为寒。主无苔言,非谓苔之淡白也。若有白苔为半表半里,黄苔为在里,黑苔病入少阴,多死。苔润有液为寒,苔燥无液为火,舌上无苔如去油腰子为亡液,不治。

闻 声

肝怒声呼心喜笑,脾为思念发为歌,
肺金忧虑形为哭,肾主呻吟恐亦多。

又法,气衰言微者为虚,气盛言厉者为实,语言首尾不相顾者神昏,狂言怒骂者实热,痰声漉漉者死,久病闻呃为胃绝。大抵语言声音以不异于平时者吉,反者为凶。

问　症

（出《景岳全书》。张心在增润之。）

一问寒热二问汗，三问头身四问便，
五问饮食六问胸，七聋八渴俱当辨，
九问旧病十问因，再兼服药参机变，
妇人尤必问经期，迟速闭崩皆可见，
再添片语告儿科，天花麻疹虔占验。

切　脉

微茫指下最难知，条绪寻来悟治丝。旧诀以浮、芤、滑、实、弦、紧、洪为七表，以沉、微、迟、缓、濡、伏、弱、涩为八里，以长、短、虚、促、结、代、牢、动、细为九道，李濒湖、李士材加入数、革、散三脉，共二十七字，实难摸索。必得其头绪如治丝者，始有条不紊。三部分持成定法，左寸外以候心，内以候膻中。右寸外以候肺，内以候胸中。左关外以候肝，内以候膈。右关外以候胃，内以候脾。两尺外以候肾，内以候腹。腹者，大小二肠、膀胱俱在其中。前以候前，后以候后。上竟上者，胸喉中事也；下竟下者，小腹、腰股、膝胫中事也。此照《内经》分配之法。八纲易见是良规。浮主表，沉主里，二脉于指下轻重辨之，易见也。迟主寒，数主热，二脉以息之至数分之，易见也。大主邪实，细主正虚，二脉以形之阔窄分之，易见也。长主素盛，短主素弱，二脉以部之长短分之，易见也。以此八脉为纲。其余诸脉，辨其兼见可也，置而弗辨亦可也。起四句,总提切脉之大法也。胃资水谷人根本,脉属肺而肺受气于胃。土具冲和脉委蛇。不坚直而和缓也,脉得中土之生气如此,此以察胃气为第一要。脏气全凭生克验,审脏气之生克为第二要。如脾病畏弦,木克土也。肺病畏洪,火克金也。反是,则与脏气无害。天时且向逆从窥。推天运之顺逆为第三要。如春气属木脉宜弦,夏气属火脉宜洪之类。反是,则与天气不应。阳为浮数形偏亢,仲景以浮、大、动、滑、数为阳,凡脉之有力者俱是。阴则沉迟势更卑。仲景以沉、涩、弱、弦、迟为阴,凡脉之无力者皆是。此又提出阴阳二字,以起下四句辨脉病之宜忌,为第四要。外感阴来非吉兆,外感之证,脉宜浮洪,而反细弱,则正不胜邪矣。内虚阳现实堪悲。脱血之后,脉宜静细,而反洪大,则气亦外脱矣。诸凡偏胜皆成病,偏阳而洪大,偏阴而细弱,皆病脉也。忽变非常即弗医。旧诀有雀啄、屋漏、鱼翔、虾游、弹石、解索、釜沸七怪之说,总因阴阳离决,忽现出反常之象。只此数言占必应,《脉经》铺叙总支离。病之名有万,而脉象不过数十种,且一病而数十种之脉无不可见,何能诊脉而即知为何病耶?脉书欺人之语,最不可听。

运 气

张飞畴运气不足凭说

谚云：不读五运六气，检遍方书何济。所以稍涉医理者，动以司运为务。曷知《天元纪》等篇，本非《素问》原文，王氏取《阴阳大论》补入经中，后世以为古圣格言，孰敢非之，其实无关于医道也。况论中明言，时有常位，而气无定然，犹谆谆详论者，不过穷究其理而已。纵使胜复有常，而政分南北。四方有高下之殊，四序有非时之化；百步之内，晴雨不同；千里之外，寒暄各异。岂可以一定之法，而测非常之变耶？若熟之以资顾问则可，苟奉为治病之法，则执一不通矣。

参考资料

1.《医学三字经》(陈修园著,上海科学技术出版社出版,1991年8月版)

2.《中医急性热病学:融伤寒与温病为一家》(张清源编著,兰州大学出版社出版,2008年11月版)

3.《金匮篇解》(程门雪原著,人民卫生出版社出版,2012年4月版)

4.《简明中医内科学》(尤松鑫编著,江苏科学技术出版社出版,2004年2月版)

5.《医学三字经白话解》(高学敏等编著,人民卫生出版社出版,2009年2月版)

6.《中医方剂临床手册》(成大权、成振荣、成荣、成建荣、成钰编著,山西科学技术出版社出版,1993年4月版)

7.《陈修园医学全书》(林慧光主编,中国中医药出版社出版,2014年5月版)

8.《金匮方歌括白话解》(尉中民等编著,人民卫生出版社出版,2006年12月版)

9.《姚树锦中医世家经验辑要》(王维英主编,陕西科学技术出版社,2004年1月第二次版)

10.《医药新知指南》(凌晨、汪涛、吴慧编,中国纺织出版社,1999年5月第一次版)

后 记

《医学三字经》是清代著名医家陈修园所著,是其毕生临床经验的高度总结。遵仲师之法,集诸家之长。言简意赅,易读易记,流传甚广。医之小是《医学三字经》,医之大是《医学三字经》,初学亦是《医学三字经》,悟觉仍是《医学三字经》!

甘肃省卫生计生委主任刘维忠讲:"中医药从殿堂走向民间,实现大众化是中医药事业发展的有效途径。"力图大众能读懂,我编写了《〈医学三字经〉实用辑要》。该书结合《中医急性热病学:融伤寒与温病为一家》增补了医学史,结合《金匮篇解》和《〈医学三字经〉白话解》增加了注解,结合《简明中医内科学》增录了病症及中成药使用,结合原书精髓和学习体会增加了二十多个方剂应用举例。

谨以此书献礼《医学三字经》问世210年!献给广大中医爱好者,同读者交流学习。

本书出版中,得到很多仁人志士和朋友们的关心支持。原通渭县人大常委会副主任景晖题写了书名,甘肃省美协会会员、中国国际书画院高级画师、陇西县人物画家杜守忠绘制了陈修园画像,原甘肃省武山矿泉疗养院副院长、内科副主任医师车念祖敬题了陈修园著《医学三字经》启蒙教育的不朽功绩,通渭县学者李法宗书写了巫祯来赞陈修园序诗，通渭县平襄镇干部姜尚仪赋赞陈修园诗一首，甘肃省扶贫办张振江处长书写了爱国宗教领袖赵朴初的《宽心谣》，甘肃省美术家协会会员、通渭县美协副主席白东亮书写了北京中医药大学郝万山教授的健康语录，姚康煜同学书写了原兰州医学院权依经教授的中医对联，王西光先生校正了书稿，通渭县平襄镇孙庄村乡村医生刘海龙校对了书稿并写序。同时，得到崔仪龙、魏岳嵩、张叔铭三位先生鼓励支持；得到定西市商务局局长连禧，通渭县卫计局局长冉鹏，甘肃科学技术出版社编辑韩波，定西市第三届人大代表、漳县永恒房地开发有限责任公司经理白岸作，通渭星威文化传媒有限公司总经理尚亚洲大力支持；得到董玉平、白学恭、郑重、王忠义、邢永明、常俊峰、蒲文忠、张潮峰、尚亚平、马福民等同学和朋友的热情帮助。这里，我谨对以上及所有关心、支持、帮助过这本书成书、出版的热心肠人，一并致以衷心感谢！并顺谢妻子常芳娟的一直支持。

编 者

2015年2月19日